内科医が教える

# 最強の睡眠

INTERNAL MEDICINE DOCTOR

医学博士
松岡 健
医療法人葵会 医療統括局長
前東京医科大学内科学第５講座主任教授
総合東京病院 呼吸器内科

KKロングセラーズ

# はじめに

みなさん、こんにちは。

「夜の男」こと松岡健です。

二〇一六年から、東京都中野区にある総合東京病院の呼吸器内科で、土曜日に睡眠時無呼吸外来を担当しています。


久しぶりの休日、都市型温泉サウナに行き、その後、仮眠室に寄りました。

五〇人くらいの男性が休んでいましたが、どの場所でも、「いびき」がステレオのように聞こえてきました。お陰で、一睡もすることができませんでした。

また、新幹線の最終列車内で、轟音のようないびきをかいて眠っている若い男性に出くわしました。


大きないびきと無呼吸は、睡眠障害の一つである睡眠《すいみん》時《じ》無《む》呼《こ》吸《きゅう》症《しょう》候群《こうぐん》の特徴です。

「放っておくと、心筋梗塞や脳梗塞などの突然死につながることもある怖い病気です。だから検査を受けるように！」

この若者をゆり起こして、病院で検査を受けるよう説得したいという思いにかられていました。


私は、一九九一年から二〇〇四年までの東京医科大学・内科学第五講座主任教授時代に、睡眠時無呼吸症候群の研究をしていました。

当時は、現在のように自動的に、あるいは在宅で睡眠状態を計測する技術がありませんでした。

そのため、いびきをかいて眠っておられる患者さんの無呼吸の時間を、付ききりで観察し記録するしかありませんでした。

夜通し研究に没頭する私に与えられた称号は、「夜の男」。

その後、のべ数百人の睡眠時無呼吸症候群の患者さんを診るまでになりました。

報告では、日本の「睡眠時無呼吸症候群」の推定患者さんは三〇〇〜四〇〇万人。私が研究を始めて三〇年たった今、日本で治療を受けている患者さんは約五〇万人です。

眠っている間に起きるいびきは、周りの人にちょっと困った特徴のように扱われることが多く、よもや死にも結びつく無呼吸のサインなどとは思われていません。それにこれまで、主に男性の病気と思われてきた睡眠時無呼吸症候群は、閉経後の女性に急増することが明らかになってきました。

かくれ睡眠時無呼吸症候群の方を入れると、世界の睡眠時無呼吸症候群の患者さんは、推定一〇億人ともいわれています。

年齢を問わず、血圧測定や心電図と同じように睡眠時無呼吸検査ができるまでには、まだまだ道は遠く遥かです。

本書では、頭痛と睡眠障害、睡眠時無呼吸症候群のあらましと治療法、寝不足や不眠に悩む皆さんに、寝不足が多くの病気と関わっていることや、そして睡眠について明らかになってきたことと、よく眠るためのヒントなどをご紹介します。

特に日本では他の国に比べて、よく眠れない場合に医師に相談することが少ないと報告されています。
そのために睡眠時無呼吸の方が一人でも多く検査を受け、寝不足に悩む皆さんが、よく眠り、健康で快適な日常を送れるようになる一助となれば幸いです。

「夜の男」松岡　健

二〇二五年　三月吉日

# 目次

## 2章　もしかしたら睡眠障害かも

## 3章　頭痛と睡眠障害

## 4章　休日の寝だめが社会的時差ボケ（ソーシャル・ジェットラグ）をつくる



## 5章　寝不足が続くと増える「睡眠負債」

## 6章　眠っている間に脳は浄化される



## 7章　世界で推定一〇億人の睡眠時無呼吸症候群

## 10章　ぐっすり眠ってスッキリ目覚めるために

# 1章

# 世界のトップは知っている睡眠の大切さ

## 大谷選手「一番大事に考えていることは寝ることです」

「ナイターが続く日は一〇時間から一二時間くらい寝ています」と大谷翔平選手。

今や、野球に興味のない人でも知っている大谷翔平選手。

投手と野手の「二刀流」で、ホームラン王に輝き、アメリカのメジャーリーグベースボール（ＭＢＬ）で三度の最優秀選手賞を受賞するなど、次々と記録を塗り替えています。

この**大躍進の秘密**はどこにあるのか？

二〇二一年のインタビューで、「二刀流」を完遂するための時間の使い方は？　に対して大谷選手は

**「一番大事に考えていることは寝ることとです」**

と答えています。

さらに

「ナイターデー（ナイトゲームの翌日がデーゲーム）だったら**六、七時間、ナイターナイターなら、一〇時間から一二時間くらい寝ています」**

とも。

途中でご飯を食べてから、二度寝をすることもあると言います。

**「練習をすることよりリカバリーすることに比重を置かなくてはいけない**という意識はあります」

と言う大谷選手。

「どれだけリフレッシュな状態で毎日、試合に入れるか」、「ケガをしないで一年間やり通す」ためにも、睡眠というリカバリーの時間を大切にしているようです。

## 「二度寝で一〇時間眠ることも」藤井聡太王将

小学校六年生、史上最年少で初段になった将棋の藤井聡太王将。

史上最年少のプロデビュー戦を初勝利で飾った藤井棋士（当時）は、その後の対局に勝ち続けて歴代最多連勝記録の二九勝を更新し、「藤井フィーバー」を巻き起こしました。

「藤井マダム」と呼ばれる推し活も誕生。

その後も次々とタイトルを獲得し、最年少の二一歳で名人、竜王など八冠を達成し、王将の座につきました。

八冠を目指す対局が続く中、トークイベントでリラックス方法を聞かれた藤井王将は、

「**まずは寝ること**です。どうしても対局が続くと、その準備や振り返りに気が向くことはあるのですが、何より対局にいい状態で臨むのが大切なことなので」

と答えています。

睡眠時間については

「まあ、**一日七時間から八時間くらい**寝れたらいいかなと思っているんですけど。ただ、家だと結構**二度寝してしまうことがあって結果的に一〇時間**とかになっている」

そうです。

それぞれの分野で突き抜けた才能を発揮し続けるには、充分な睡眠が不可欠なようです。

最近の研究でも、**充分な睡眠は、代謝や免疫機能を上げ、脳内の老廃物を流し、前日の記憶を定着させる**ことが分かっています。

## 日本人の睡眠時間は短くなっている

一方、大谷翔平選手や、藤井聡太王将の睡眠時間がニュースになるくらい、**日本人の睡眠時間は短くなっています。**

それを裏付けるように、令和元（二〇一九）年の国民健康・栄養調査結果では、男性三七・五％、女性四〇・六％で、一日の平均睡眠時間が六時間未満です。

年齢・性別でみると、男性の三〇～五〇歳代、女性の四〇～五〇歳代では四割以上が六時間未満となっています。

日本の**働き盛りの男女約四割の睡眠時間は、日本人の平均時間（七時間二二分）より一時間半も短い**のです。

## 睡眠不足大国日本
## 三カ国中最下位の睡眠時間

母が胸を患っていたこともあり、小学生の頃の私は、祖母と祖父の間で寝ていました。床に就くのは、いつもテレビのスポーツ番組を見てからでしたので、午後九時頃だったと思います。

松本で開業医をしていた祖父は、寒い冬の夜中でも、急患となれば嫌な顔一つ見せず往診に出かけて行きました。

いつの間に帰ってきたものか、子どもの私には分からず、いつもと変わらぬ顔で、朝ごはんの食卓についている祖父が不思議でした。

昭和三〇年代頃の祖父母は、夜の往診がなければ、一日八時間か九時間は眠っていたと思います。

## 〈世界の平均睡眠時間〉

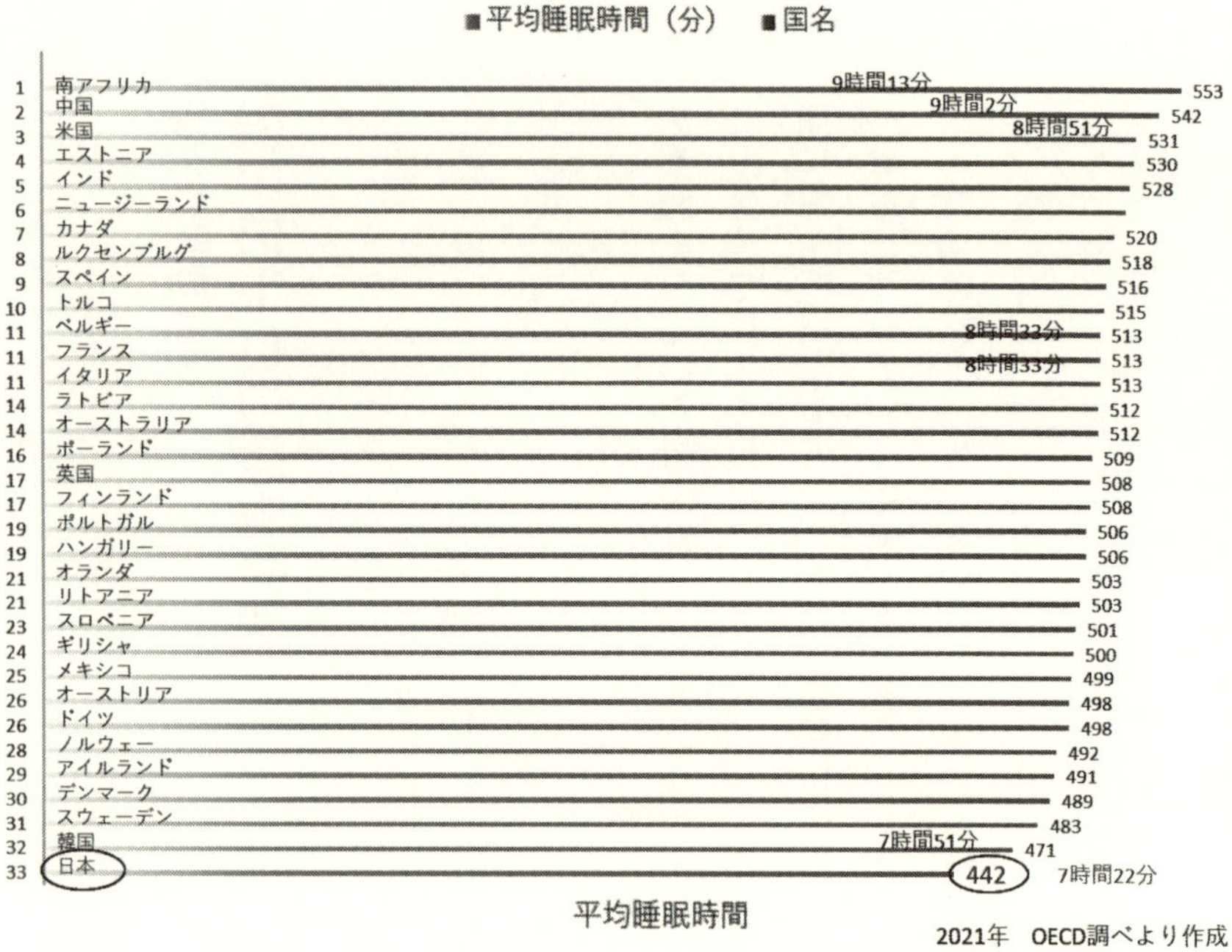


2021年　OECD調べより作成

二〇二一年、ヨーロッパや米国など先進三八カ国が加盟するＯＥＣＤ（経済協力開発機構）が三三カ国の人々の平均睡眠時間の調査を発表しました。

　もっとも長く眠っているのが、南アフリカ。平均睡眠時間は九時間一三分。二位の中国は九時間二分、三位の米国が八時間五一分と続きます。

　平均は、八時間二八分です。

日本はどうでしょうか。

**なんと、最下位の七時間二二分。**

三二番目の韓国七時間五一分と比べても約三〇分、三三カ国の平均睡眠時間で比べると約一時間も短いのです。

## 〝四当五落〟は現代の〝非常識〟

昭和六〇年頃にかけて、大学受験をする際に「四当五落（しとうごらく・よんとうごらく）」ということが言われました。

睡眠時間四時間だと合格し、五時間も睡眠をとっているようなら不合格と、まことしやかに言われていたものです。

眠る時間を惜しんで受験勉強をしないと、大学受験に失敗するぞという叱咤激励の言葉でした。

〈睡眠および覚醒のさまざまな時間間隔の後に、被験者ごとに再現された単語の平均数〉

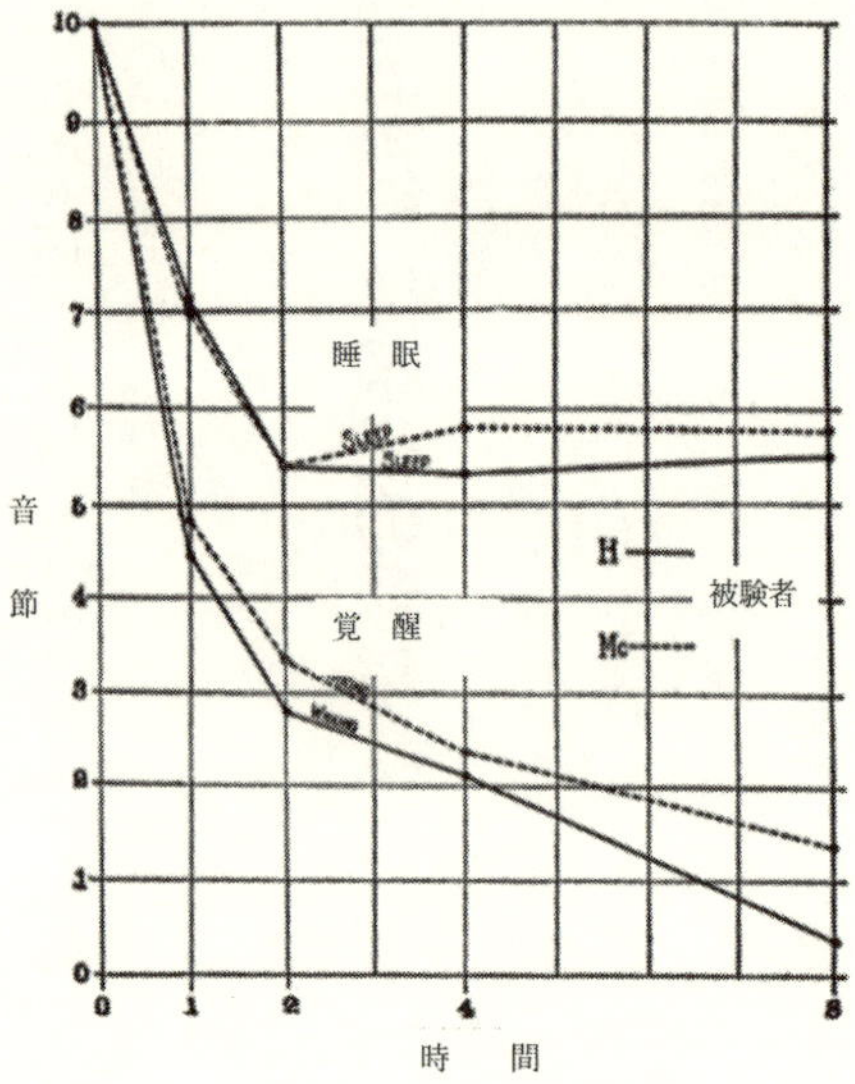


出典　「Obliviscence during Sleep and Waking」
https://doi.org/10.2307/1414040 より翻訳

でも、こんなことを言っていたのは、日本だけだったかも知れません。

実は約一〇〇年も前、一九二四年に、アメリカのコーネル大学で、単語リストを覚えさせた後に眠った場合と、起きたまま過ごした場合を比較した実験が行われています。

二人の被験者で実験した結果、**眠った場合の方**

**が覚えている単語の数が多く、ずっと覚えている**ことが示されました。

**睡眠は記憶の定着や脳の回復にとって非常に重要**であり、睡眠不足が認知機能や学習能力に及ぼす影響については、多くの研究で明らかにされています。

睡眠不足が続くと、学習に深刻な影響を及ぼすことも分かっています。

二〇二三年、理化学研究所の研究チームは、**ノンレム睡眠中、起きているときに学習した内容の定着や忘却（記憶再編成）が起こる**ことを明らかにしました。

これは、睡眠の質と量が学習効果に直接的な影響を与える可能性があることを示しています。

学習前に十分な睡眠をとることで、集中力が高まります。

また、学習後に睡眠をとることで、学習が強化されます。

〝四当五落〟というかつての受験勉強の常識は否定され、質のよい睡眠を十分とることが現代の受験勉強の常識と言えそうです。

## 「徹夜」は百害あって一利なし

「徹夜」は、百害あって一利なし。

それを裏付ける研究結果があります。

一般に「徹夜をした」は、「よくがんばった、仕事をたくさんした」というイメージではないでしょうか。

一九七九年に発表された論文では、二八時間（午後八時から翌日の一二時まで）一睡もしないグループと、午後八時から三〇分ごとに血中アルコール濃度が〇・一％になるまでアルコールを飲んだグループの作業効率を比較しています。

**二八時間眠らないグループの作業効率は、血中アルコール濃度〇・一％の状態のグループと同じくらいだといいます。**

**徹夜したときの作業効率は？**

28時間一睡もしない＝血中アルコール濃度0.1％と同じ状態

## アルコール血中濃度と酔いの状態

| | 血中濃度（％） | 酒量 | 酔いの状態 | 脳への影響 | |
|---|---|---|---|---|---|
| 爽快期 | 0.02〜0.04 | ビール中びん（〜1本）<br>日本酒（〜1合）<br>ウイスキー・シングル（〜2杯） | さわやかな気分になる<br>皮膚が赤くなる<br>陽気になる<br>判断力が少しにぶる | 軽い酩酊 | 網様体が麻痺すると、理性をつかさどる大脳皮質の活動が低下し、抑えられていた大脳辺縁系（本能や感情をつかさどる）の活動が活発になる。<br>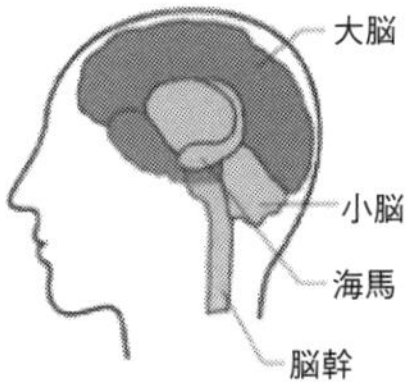<br><br>■働いているところ<br>■少しマヒしたところ<br>■完全にマヒしたところ |
| ほろ酔い期 | 0.05〜0.10 | ビール中びん（1〜2本）<br>日本酒（1〜2合）<br>ウイスキー・シングル（3杯） | ほろ酔い気分になる<br>手の動きが活発になる<br>抑制がとれる（理性が失われる）<br>体温が上がる<br>脈が速くなる | | |
| 酩酊初期 | 0.11〜0.15 | ビール中びん（3本）<br>日本酒（3合）<br>ウイスキー・ダブル（3杯） | 気が大きくなる<br>大声でがなりたてる<br>怒りっぽくなる<br>立てばふらつく | | |

出典：公益社団法人アルコール健康医学協会HPより
https://www.arukenkyo.or.jp/health/base/index.html#tanni

大脳の下部にある網様体がアルコールによって麻痺すると、大脳皮質の機能が下がります。それによって、注意力や判断力、情報処理能力が低下します。**徹夜をすると、お酒を飲んだ時のように脳の一部の機能がマヒする**というのです。

自分では頑張っているつもりでも、作業効率は下がっている……。

この研究は、一九九七年、約三〇年前に報告されたものですが、最近、改めて注目されています。

今なら、バブル時代のCM「二四時間戦えますか」という問いに対して、はっきり「NO」と言えます。

徹夜をするより、さっさと帰宅してベッドに入った方が、次の日ずっと効率よく働けるはずです。

米国のシンクタンクが二〇一六年に発表した睡眠不足による日本の経済損失は、年間一五兆円にも及ぶという結果でした。

日本生産性本部（二〇一九）「労働生産性の国際比較」では、日本における時間当たりの労働生産性は四六・八ドルで、G七諸国の中では最下位でした。

長く続く日本経済の低迷は、働く人たちの睡眠不足が原因とも言えそうです。

## 睡眠不足は頭痛などの体調不良、体重増加、肌荒れにもつながります

寝不足になったことのない方はおられないでしょう。

夜更かしや、寝付けなかったなどで眠りが足りていない状態で朝を迎え、日中、強い眠気に誘われて、仕事中にもかかわらずいつの間にかコックリ、コックリ……そんな経験はほとんどの方がお持ちですよね。

集中力、思考力が低下し、注意力散漫になり、仕事でミスをし、いつもなら気にならないことにイライラ。

頭痛、めまい、身体が重く、やる気も起きないなど、睡眠不足特有の症状がでます。

また、免疫力が下がり、インフルエンザなどにかかりやすくなります。

体重コントロールをしているのに、なかなか痩せないという方は、睡眠不足かもしれません。

スタンフォード大学の研究で、日ごろの睡眠時間が八時間と五時間の人を比べたところ、五時間の方が、食欲を増すホルモン「グレリン」の血中濃度が一四・九％高く、食欲を抑えるホルモン「レプチン」の血中濃度は一五・五％低かったそうです。

**睡眠時間が短いと、食欲を増すホルモン（グレリン）が多くなる一方で、食欲を抑えるホルモン（レプチン）が少なくなるので、ついつい食べすぎる**というわけです。

また、脂肪や糖の分解を進める成長ホルモンは、ぐっすり眠っている間に多く分泌されるホルモンです。

甘いものや脂っこいものを控え、食事の量にも気をつけているのになかなか痩せないのは、睡眠不足で成長ホルモンの分泌が少ないせいかも知れません。

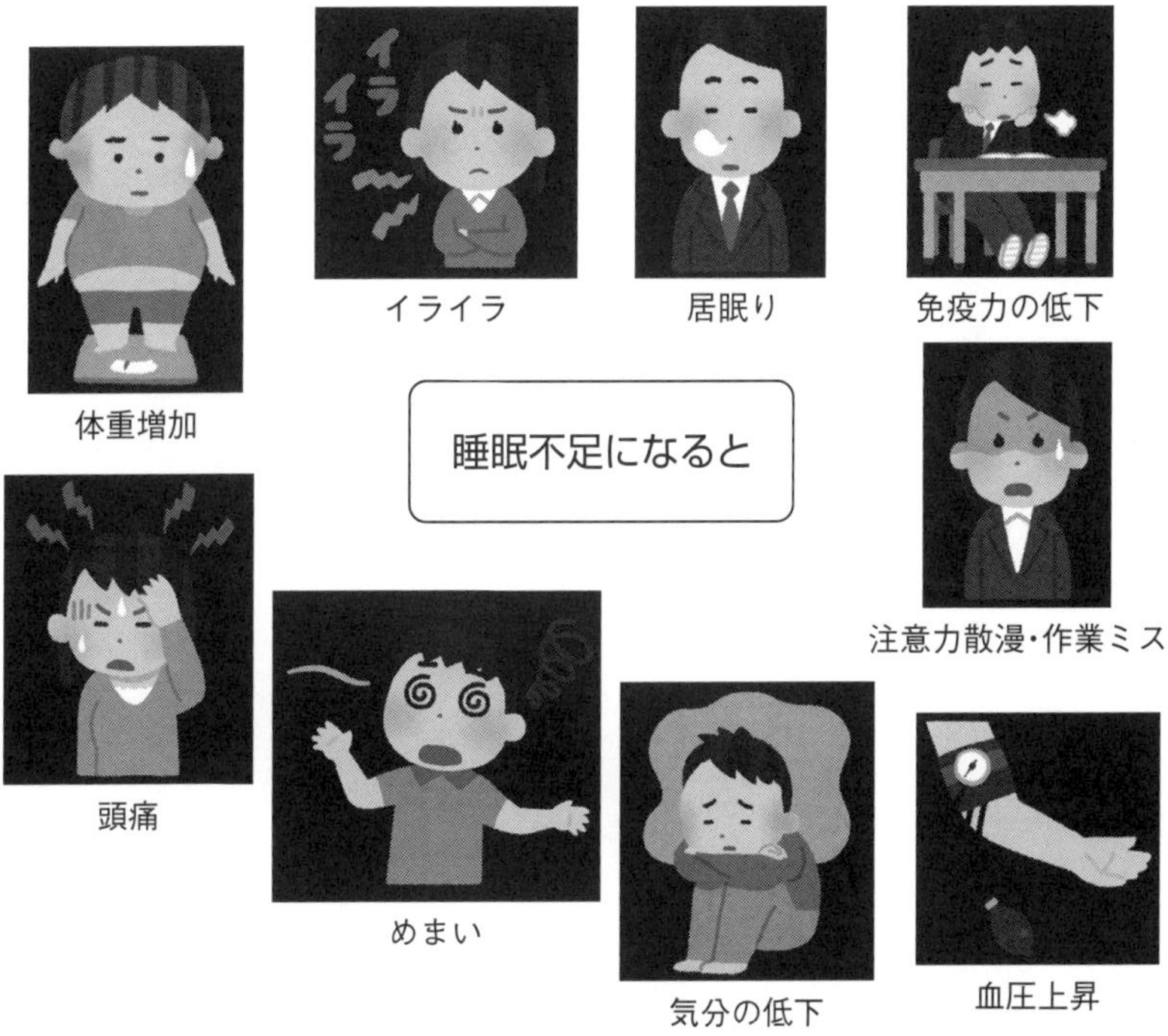
睡眠不足になると
体重増加
イライラ
居眠り
免疫力の低下
注意力散漫・作業ミス
頭痛
めまい
気分の低下
血圧上昇

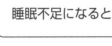

成長ホルモンは、皮膚の再生、毛髪の生え変わりにも関係します。
高級な化粧品を使っているのに肌の調子が思わしくないとか、髪の毛が気になる方もまた、睡眠不足なのかも知れません。

その他にも、睡眠不足によって様々な不調が出てきます。長くしつこい頭痛や、だるさ、めまい、集中力が下がるなどの他に、免疫力が下がる、血圧が上がるなど、身体を調整する働きも悪くなってきます。

**頭痛など体の不調が気になる、なかなか痩せない、肌荒れや薄毛などが気になる方は、ご自分の睡眠の時間と質を見直してみませんか？**

次の章で、あなたの睡眠状態をチェックしてみましょう。

# 2章

# もしかしたら睡眠障害かも

## 頭痛、居眠り、いびき
## もしかしたら睡眠障害かもしれません

こんなことが気になりませんか?

・朝起きたときに頭痛がする
・寝つきがわるい
・夜中に何度も起きる
・睡眠時間は足りているのに、疲れがとれない
・睡眠時間は足りているのに、よく眠った気がしない
・日中、居眠りをする
・いびきをかく(他の人に言われたことがある)
・眠っている間に呼吸が止まる(他の人に言われたことがある)

もし、いくつか当てはまることがあるなら、睡眠障害かも知れません。

**まずは、「STOP-Bang」テストをしてみましょう。**

## 閉塞性睡眠時無呼吸《へいそくせいすいみんじむこきゅう》（ＯＳＡ）簡易検査表「STOP-Bang」リスクスコア

「STOP-Bang」リスクスコアは、カナダの外科、麻酔科の先生方によってつくられた閉塞性睡眠時無呼吸（ＯＳＡ）の簡易質問表です。

このテストは、睡眠障害の中でも**心筋梗塞や脳梗塞など死に直結する危険性のある閉塞性睡眠時無呼吸（ＯＳＡ）を簡単に判定**してくれるものです。

閉塞性睡眠時無呼吸（ＯＳＡ）はその名の通り、眠っている間に落ち込んだ舌の根元（舌根）や肥満などで狭くなった気道によって、呼吸が止まったり、空気が取りこみにくくなったりします。

息を吸ったり吐いたりするときに苦しくなるので、そのたびに、目が覚めてしまいます。

また、強く息を吸ったり吐いたりするときに、舌の根元や柔らかい鼻や口の奥の粘膜が空気の振動でふるえ、いびきが出ます。

ＯＳＡを診断するには、脳波や呼吸の詳しい検査が必要です。詳しく検査をしている時間がなく、麻酔をかけて外科手術をする際に簡単にＯＳＡを判断するために、この質問はつくられました。すぐ手術が必要な目の前の患者さんが、ＯＳＡかどうかは、外科や麻酔科のお医者さんにとっては重要なことです。

**ＯＳＡが疑われる患者さんは、麻酔の際の挿管が難しく、術後の合併症が多いこと**が知られているからです。

それだけでなく、**集中治療室への入院、入院期間延長の発生率が高い**ことが報告されています。

外科や麻酔科のお医者さんにとって、ＯＳＡ患者さんを特定することは「ＯＳＡによる術後合併症を予防するための最初のステップ」と言います。

なんとか、ＯＳＡである可能性が高いことが判断できる簡易質問票ができないかと、研究されたのが、**「STOP Qestionnaire：ストップ質問票」別名「STOP-Bang」リスクスコア**です。

眠っている間のことなので、なかなか気づきにくいのがＯＳＡです。

皆さんも、ＯＳＡではないかどうか、次ページの質問に答えてみてください。

## 〈「STOP-Bang」リスクスコア〉

| | | | | |
|---|---|---|---|---|
| 1 | **いびき**（Snoring） | 大きないびき（話し声より大きい、またはドアを閉じていても隣室まで聞こえるほど大きい） | はい | いいえ |
| 2 | **疲労感**（Tired） | 日中しばしば疲労感または眠気を感じる | はい | いいえ |
| 3 | **観察**（Observed） | 睡眠中の呼吸停止を指摘されたことがある | はい | いいえ |
| 4 | **血圧**（blood Pressure） | 高血圧または高血圧治療を受けている | はい | いいえ |
| 5 | **BMI**（Body Mass Index） | 35以上 | はい | いいえ |
| 6 | **年齢**（Age） | 50歳以上 | はい | いいえ |
| 7 | **首周囲径**（Neck circumference） | 40cm以上 | はい | いいえ |
| 8 | **性別**（Gender） | 男性 | はい | いいえ |

＊該当する項目が3つ以上　OSAのリスクが高い。
＊該当する項目が2つ以下　OSAのリスクは低い。

出典：Anesthesiology 2008；108：812-821. より引用　翻訳

＊BMI（Body Mass Index）ボディマスインデックス
肥満度を表す指数のことです
BMI値＝体重(kg)÷身長$(m)^2$で計算できます。
25以上30未満：肥満度１　30以上35未満：肥満度２
35以上40未満：肥満度３　40以上：肥満度４

BMIの自動計算はこちらから。
厚生労働省
生活習慣病予防のための健康情報サイト「e-ヘルスネット」

〈 睡眠時無呼吸症候群の一般的な症状 〉

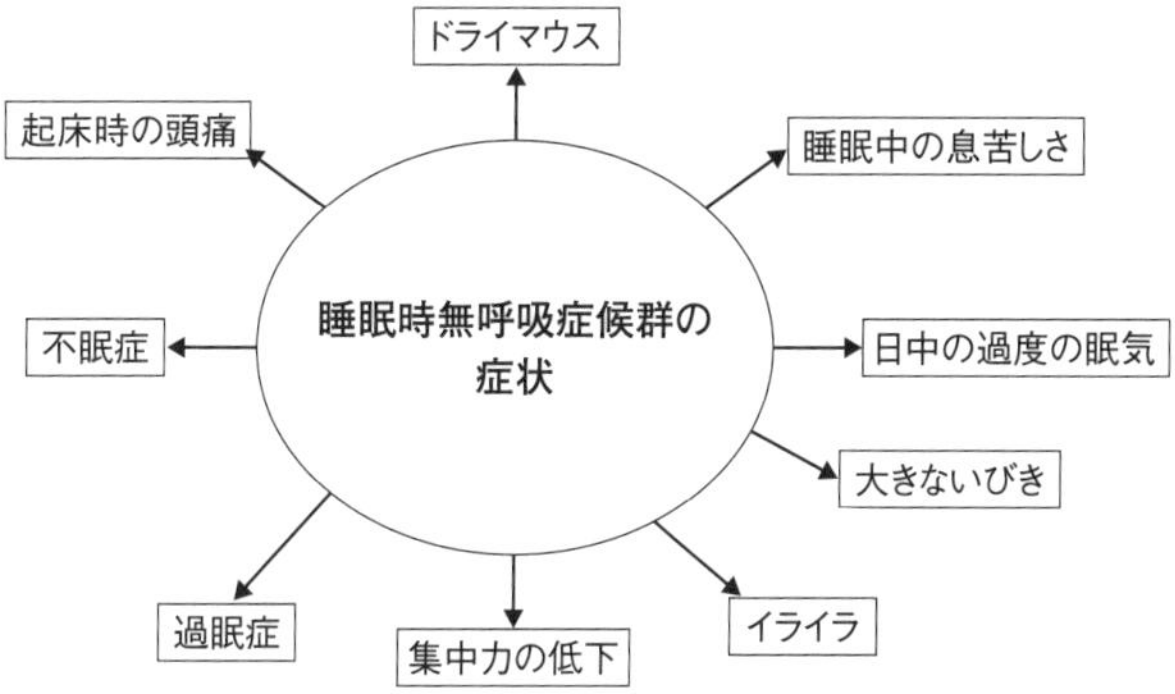


出典：Life (Basel). 2023 Jan 31;13 (2) :387. より作成

## STOP-Bangテストで「はい」が三つ以上の方

このテストで、「はい」が三つ以上の方は、OSAが中程度から重度の可能性が高いと言われています。

ですから、専門の「睡眠時無呼吸外来」などの受診をおすすめします。

あなたの頭痛や、だるさ、日中の耐え難い眠気、高血圧、糖尿病なども、OSAが原因かもしれません。

OSAが原因となるさまざまな症状を閉塞性睡眠時無呼吸症候群（OSAS）といいます。

**睡眠時無呼吸症候群（SAS）の九割が閉塞性睡眠時無呼吸症候群（OSAS）**で、他にいびきのない中枢性睡眠時無呼吸症候群（CSAS）があります。睡眠時無呼吸症候群（SAS）の原因や、検査法などについては、7章と8章をご覧ください。

## ●STOP-Bngテストで「はい」が二つ以下の方

「はい」が二つ以下の方でも、BMI（肥満度指数）が三五以上や日中の疲労感や眠気がある方、他にも頭痛が続いている方は、もしかしたら睡眠に問題があるのかもしれません。

気になるのであれば、他の病気が隠れていないかどうか、かかりつけの内科の先生に相談してみることをおすすめします。

〈睡眠関連呼吸障害と睡眠時無呼吸症候群（SAS）〉

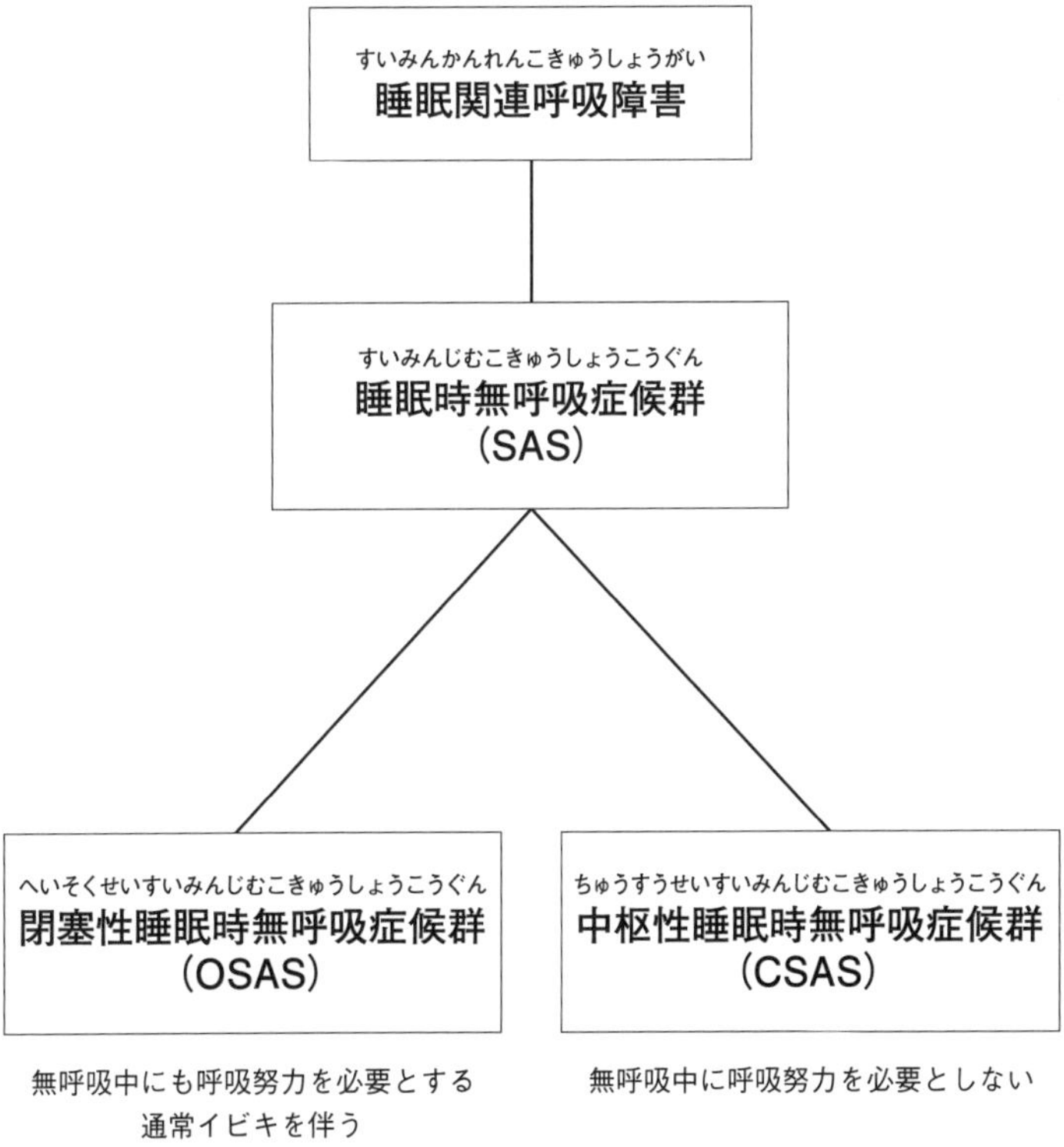


出典：睡眠時無呼吸症候群（SAS）の診療ガイドラインより作成

## 不眠かどうかを自分で調べる「アテネ不眠スケール」

もう一つの睡眠障害、不眠かどうかを調べるテストが「アテネ不眠スケール」です。

このスケールで、四点以上の方は、睡眠に何らかの問題を抱えておられる可能性があります。

不眠になる原因は、いろいろあります。

強いストレスの他、高血圧や心臓病、リウマチ、糖尿病、うつ病、認知症やアルツハイマー病、脳腫瘍などの病気が原因で起きることもあります。

また、血圧を下げる薬や、抗うつ剤、ステロイド剤などの薬の副作用で眠れなくなる場合もあります。

年　　月　　日

# 〈アテネ不眠スケール（日本語版）不眠症の自己評価〉

過去1ヵ月間に、少なくとも3回以上経験したものを選んでください。

| | 項　目 | 点数 | 内　容 |
|---|---|---|---|
| 1 | 布団に入り、照明を消してから寝つくまでに時間がかかりましたか？ | 0 | 問題なし |
| | | 1 | 少し時間がかかった |
| | | 2 | かなり時間がかかった |
| | | 3 | 非常に時間がかかったか、まったく眠れなかった |
| 2 | 夜間、睡眠の途中で目が覚めましたか？ | 0 | 問題なし |
| | | 1 | 少し困ることがある |
| | | 2 | かなり困っている |
| | | 3 | 深刻な状態か、まったく眠れなかった |
| 3 | 希望する時間より早く目覚めて、それ以降眠れないことがありましたか？ | 0 | そのようなことはなかった |
| | | 1 | 少し早かった |
| | | 2 | かなり早かった |
| | | 3 | 非常に早かったか、まったく眠れなかった |
| 4 | 夜の睡眠と昼寝を合わせて、睡眠時間は足りていましたか？ | 0 | 十分だった |
| | | 1 | 少し足りなかった |
| | | 2 | かなり足りなかった |
| | | 3 | まったく足りないか、まったく眠れなかった |
| 5 | 全体的な睡眠の質について、どう感じていますか？（どれだけ長く寝たかに関係なく） | 0 | 満足している |
| | | 1 | 少し不満 |
| | | 2 | かなり不満 |
| | | 3 | 非常に不満か、まったく眠れなかった |
| 6 | 日中の気分（満足感）はいかがでしたか？ | 0 | いつもどおり |
| | | 1 | 少し滅入った |
| | | 2 | かなり滅入った |
| | | 3 | 非常に滅入った |
| 7 | 日中の身体的、精神的な活動の状態はいかがでしたか？ | 0 | いつもどおり |
| | | 1 | 少し低下した |
| | | 2 | かなり低下した |
| | | 3 | 非常に低下した |
| 8 | 日中の眠気はありましたか？ | 0 | まったくない |
| | | 1 | 少しあった |
| | | 2 | かなりあった |
| | | 3 | 激しかった |
| | 合　計 | | 合計が　1～3点　睡眠がとれています<br>4～5点　不眠症の疑いがあります<br>6点以上　不眠症の可能性が高いです |

アテネ不眠スケール（AIS：Athens Insomnia Scale）

ICD-10（WHOの疾病分類）に基づいて作られた不眠症の自己評価法です。

出典：J Psychosom Res. 2000 Jun;48(6):555-60.

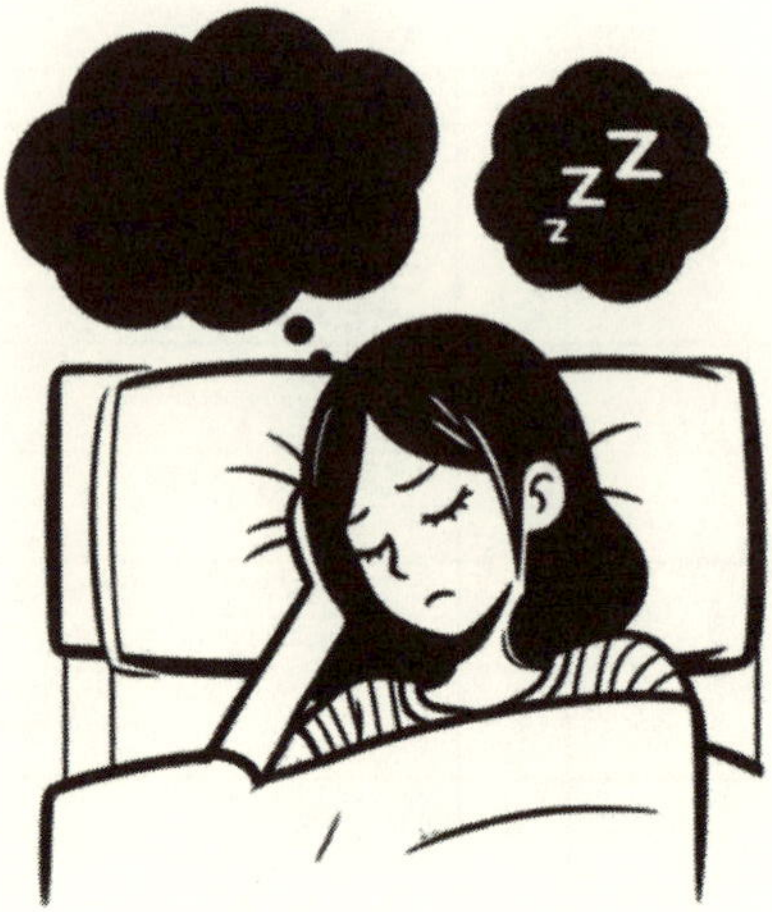

まずは、不眠の原因になる病気ではないか、服用している薬のせいではないか、**かかりつけの先生に相談してみましょう。**

**もし、不眠を伴う病気があれば専門の先生を、不眠症の可能性があるならば睡眠外来などの専門の先生を紹介していただき、受診しましょう。**

## 不眠と不眠症

小学生の頃、やんちゃだった私は、運動会が楽しみでした。

かけっこが得意だったのもありますが、病気で臥せっていることの多かった母が、その日ばかりは私の大好物の卵焼きやおにぎりを、お重にぎっしり詰めて学校に来てくれるからです。

前日の夜は、ワクワクしてなかなか寝付けなかったことを思いだします。

逆に、あまりのやんちゃぶりに手を焼いた父代わりの祖父が、私を行儀見習いのために、知り合いのお寺にしばらく預けたこともあります。

はじめてお寺で床についた夜は、さすがの私も不安で眠れなかったことを思いだします。

私の子どもの頃の「不眠」にまつわる思い出ですが、これらの寝つきの悪さは長く続くものではなく、楽しみにしていた運動会が終わり、お寺の生活に慣れて心配ごとがなくなると、いつもの状態に戻りました。

## ●不眠は一時的な状態

「不眠」は一時的に睡眠がうまくとれない状態をいいます。

ストレスや環境の変化、一時的な体調不良などが原因になることが多く、これらが解決されれば、不眠も改善され、日常生活に大きな問題が残ることはありません。

## ●「不眠症」は睡眠障害の一つで睡眠の問題が慢性化した状態

一方、睡眠障害の一つである不眠症は、次のような症状が少なくとも**三カ月以上、週に三回以上**続きます。

〈不眠症の症状〉

| 項目 | 症状 |
| --- | --- |
| 入眠困難 | ベッドに入っても三〇分以上眠れない |
| 中途覚醒 | 夜中に目が覚め、また眠るのがむずかしい |
| 早朝覚醒 | 自分が起きたい時間よりずっと早く目覚める |
| 睡眠の質の低下 | たくさん寝たのに、すっきりしない |

十分な睡眠がとれないために、日中とても疲れたり、眠くなったりします。

そのせいで、仕事や学習に集中できなくなり、作業効率や成績が下がったりします。

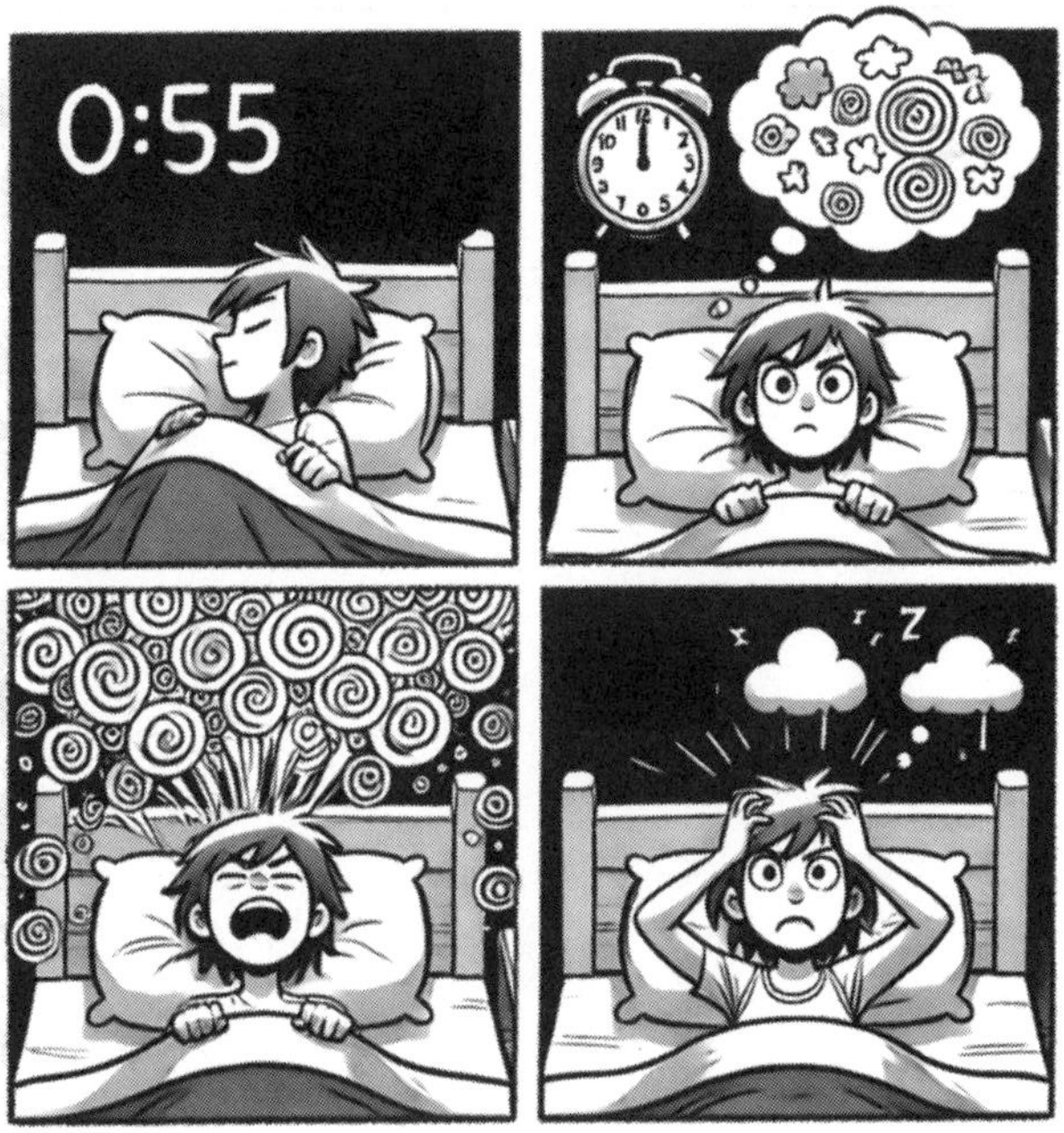


このような状態が続いたら、**専門の治療（認知行動療法や薬物治療）が必要**になることもあります。ためらわずに、まずかかりつけの先生に相談し、専門の先生を紹介してもらいましょう。

コラム

## ●スリープテック　よく眠れない方のための音楽

スリープテックとは、睡眠（sleep）と技術（technology）を組み合わせた言葉です。情報通信やＡＩ（人工知能）の技術を使い、睡眠を科学的に分析することや、睡眠改善の支援サービスや製品のことをいいます。

最新の医学論文をまとめて評価・分析し、紹介するコクランレビューでは、音楽が寝つきのよさ、睡眠の長さ、睡眠効率など睡眠の質を大きく改善させるとしています。

日本の大手通信会社のグループでは、睡眠の課題解決を目指すスリープテックとして、音楽配信を始めています。

スリープテックの音楽

## 長引く不眠症は病気のリスクを高める

不眠症がつづくと、心身に悪影響をおよぼし、さまざまな病気のリスクが高まることが分かっています。

特に、**精神的な病気との関わりが強く、長期間の不眠は、次のような病気につながる可能性**があります。

### ●メンタルヘルスとの関わり

**・うつ病**

気分の落ち込み、意欲低下、早朝覚醒、絶望感、不眠の悪化など

**・不安障害**

強い不安感、緊張、動悸、パニック発作など

**・適応障害**

ストレスに対する過剰な反応（気分の落ち込み、イライラ、不眠など）

・**統合失調症**

幻覚や妄想、不眠、集中力の低下など

・**PTSD（心的外傷後ストレス障害）**

トラウマ体験のフラッシュバック、悪夢、不眠など

特に不眠症とうつ病との関係は深く、不眠が先に起こり、その後にうつ病を発症することが多いのです。特に、「入眠困難」や「早朝覚醒」は、うつ病の特徴的な症状でもあります。

## 慢性的な睡眠不足は生活習慣病のリスクを高め免疫力を低下させる

一日四時間以下の睡眠が続くと、糖尿病や高血圧のリスクが二倍に高まるという報告もあります。**自律神経の乱れや、ホルモンバランスの崩れ**によって、次のよう

な病気のリスクが高くなります。

**・高血圧**
血圧が上がる　動脈硬化が進む

**・糖尿病**
血糖値のコントロールが悪化する

**・心筋梗塞・脳卒中**
動脈硬化によって血管が詰まりやすくなる

**・肥満**
ホルモンの乱れによる過食や代謝の悪化

**・免疫力の低下**
風邪や感染症にかかりやすくなる

## 認知機能や脳の病気のリスクが高まる

脳は、睡眠中に記憶を整理し、定着させます。また、脳細胞から排出される老廃物を処理してリフレッシュします。睡眠が十分でないと、次のような病気のリスクが高まります。

・**認知症（アルツハイマー病）**
　記憶力、判断力の低下など
・**パーキンソン病**
　手足のふるえ、筋肉のこわばり、動作の遅れ
・**集中力・記憶力・判断力の低下**
　仕事や勉強の効率が低下、ミスが増える

このような気になる症状があれば、かかりつけの先生に相談してみることをおすすめします。

## その他の睡眠障害

先に取り上げた睡眠時無呼吸症候群や、不眠症の他にも睡眠障害には多くの種類があります。

分類の方法によっても違いますが、ＷＨＯのＩＣＤ11では六つのカテゴリーに、アメリカ睡眠医学会（ＡＡＳＭ）の「睡眠障害国際分類（ＩＣＳＤ）」では、七つのカテゴリーに分かれています。

アメリカ睡眠医学会の七つのカテゴリーは次のようなものです。

１　不眠症

2　睡眠関連呼吸障害
3　中枢性過眠症
4　概日《がいじつ》リズム睡眠覚醒障害
5　パラソムニア
6　睡眠関連運動障害
7　その他の睡眠障害

## 中枢性過眠症とは

中枢性過眠症には、ナルコレプシーや突発性過眠症などいくつかの病気がありま す。この病気は、単なる「寝不足」なのではなく、脳の機能の異常によって起きま す。

共通する症状としては、十分な睡眠をとっても日中の強い眠気が特徴です。

## ●ナルコレプシー

ナルコレプシーは、場所や時間を選ばず、突然強い眠気に襲われ眠り込んでしまうことがある症状です。また、喜びや怒りなどの強い感情によって、突然筋肉が脱力する「情動脱力発作」を特徴とします。

そのため、自動車事故やその他の事故のリスクが高まります。

他にも、睡眠麻痺といって、入眠の前後や起床直後に、体を動かそうとしても動かせなくなることがあります。麻痺は数分たつと自然におさまります。

日本人が、ナルコレプシーになる割合は、約六〇〇人に一人と言われています。

ナルコレプシーの患者さんは、「オレキシン」という脳の覚醒を保つ物質が不足していることを、日本の研究者が発見しました。

●特発性過眠症

ナルコレプシーと同じように、日中の過度の眠気が特徴です。一〇時間以上眠っても、日中も眠くなります。

起床時に身体が動かない感覚を覚えることもあります。

## 中枢性過眠症の検査

中枢性過眠症の診断には、一晩入院し、脳波・眼球運動・筋電図・呼吸を測定する睡眠ポリグラフ検査（ＰＳＧ）を行います。

他にも、睡眠潜時反復検査で眠るまでの時間やレム睡眠を分析します。

血液検査と髄液検査を行い、ナルコレプシーの場合は、オレキシン濃度の低下を確認します。

# 中枢性過眠症の治療

中枢性過眠症治療は、薬物と生活習慣の改善です。

生活習慣の改善として

・昼寝を三〇分以内にする
・規則正しい生活を送り、睡眠リズムを整える
・カフェインやアルコールを控える
・ストレスをためないようにし、リラックスできる環境を作る

「日中の異常な眠気」や「昼寝をしてもすっきりしない」などの症状がある場合は、専門医に相談することをおすすめします。

## 概日《がいじつ》リズム睡眠・覚醒障害とは

この睡眠障害は、概日リズム（体内時計）がずれることで、眠るべき時に眠れない状態になります。

「夜型」「朝型」「昼夜逆転」などの睡眠の特徴によって、五つのタイプに分けられます。

**1　睡眠相後退症候群**

夜遅く（深夜～明け方）にならないと眠れず、朝起きられない

**2　睡眠相前進症候群**

夕方早く眠くなり、深夜や早朝に目が覚める

**3　非二四時間睡眠・覚醒症候群**

毎日少しずつ寝る時間がずれ、昼夜逆転を繰り返す

**4　交代勤務睡眠障害**

夜勤やシフト勤務で体内時計が乱れ、睡眠の質が低下する

**5　時差ボケ（Jet Lag）**

海外旅行で時差に適応できず、不眠や日中の眠気が続く

## 概日リズム睡眠・覚醒障害の生活改善と治療

睡眠障害では、生活のリズムを整えることが大切です。

・決まった時間に寝て起きる

・朝の太陽の光を浴び、体内時計をリセットする
・寝る前のパソコンやスマホを控える

特に、毎朝太陽の光を浴びて、体内時計をリセットすることを続けましょう。もし、それでも症状が続く場合、ためらわず、専門医に相談しましょう。強い光を浴びる光療法（高照度光療法）や、薬による治療が可能です。

## パラソムニアとは

パラソムニアは、眠っている間の異常行動や、悪夢を見たりする睡眠障害です。夢遊病（睡眠時遊行症）、夜驚症、悪夢障害、レム睡眠行動障害などがあります。「夜中に叫んだり、歩き回ったりする」「寝ている間に変な行動をしている」と言われた場合は、専門医を受診しましょう。

## 睡眠関連運動障害とは

眠っている間に「脚がむずむずする」「無意識にからだが動く」など、異常な運動が起きる睡眠障害です。そのために、睡眠の質が低下してしまいます。

**・むずむず脚症候群（レストレスレッグス症候群）**
脚がむずむずして眠れない　脚を動かすと楽になる

**・周期性四肢運動障害**
眠っている間に無意識に脚がぴくぴく動く

これらは、**神経や鉄分の異常**でおきるとされています。
このような症状があったら、専門医に相談することをおすすめします。

## 薬剤誘発性睡眠障害とは

服薬している薬の影響で、不眠や過眠などが起こり、睡眠の質が悪化する睡眠障害です。

降圧薬、抗うつ薬、睡眠薬、アレルギー薬などが主な原因になります。

「薬を飲み始めてから眠れない」「日中の眠気がひどい」と感じる場合は、医師と相談して、薬の調整を検討していただきましょう。

# 3章

# 頭痛と睡眠障害

## 睡眠障害と頭痛は深いつながりがある

日本人で慢性頭痛に悩む人は、四人に一人で推定三〇〇〇万人。不眠に悩む人は五人に一人と言われています。

**頭痛や片頭痛だと思って市販の鎮痛薬を飲み続けている方が、実は睡眠障害である**ことはよくあることです。

頭痛がある約八割の人は、市販薬で済ませているといいます。ところが、**複数の市販薬を長期間にわたって使用すると、頭痛が悪化**することが報告されています。

また、**片頭痛は、睡眠不足、睡眠過多、スケジュールの変化で悪化しやすい**とも言われています。

睡眠と頭痛は深くつながっていて、睡眠障害が頭痛の原因になることや、逆に頭痛が睡眠障害の原因になることもあります。

頭痛の中には、睡眠障害の検査をし、治療をすることで改善するものも多いのです。

頭痛と関係の深い病気には、次のようなものがあります。

## ●頭痛と閉塞性睡眠時無呼吸症候群

眠っている間に無呼吸や低呼吸を繰り返すため、呼吸が苦しくなって何度も目が覚める閉塞性睡眠時無呼吸症候群（ＯＳＡＳ）は、症状の一つに「起床時頭痛(morning headache)」があります。

慢性連日性頭痛の患者さんのうち約三割が、ＯＳＡＳだと考えられています。

## ●片頭痛と周期性四肢運動異常症

眠っている間に脚や膝が二〇秒から四〇秒ごとにぴくぴく動くため、何度も目が覚めて眠れなくなる睡眠障害「周期性四肢運動異常症」があります。

この睡眠障害と片頭痛は関係していて、片頭痛があるとこの病気のリスクが高くなると報告されています。

## ●片頭痛とむずむず脚症候群

寝るまえに脚がむずむずして動かしたくなるため、寝つきが悪くなるのが「むずむず脚症候群」です。

**片頭痛ではむずむず脚症候群のリスクが高く、逆にむずむず脚症候群では片頭痛の割合が高い**ことが知られています。

## ●群発性頭痛・慢性連日性頭痛と眠りの分断

逆に、数週間~数カ月にわたって毎日同じ時間帯に起きる群発性頭痛や、一カ月のうち一五日以上頭痛が続き、三カ月以上持続する慢性連日性頭痛は睡眠障害の原因になります。

群発頭痛では、頭痛の発作によって眠れなくなったり、睡眠が分断され、眠っている間に起きる頭痛によって目が覚めたりします。

## ●うつ病と不眠

心と体のバランスが崩れるうつ病になると不眠になり、逆に不眠が続いて日中に眠気が出たり、集中力がなくなったりしてうつ病になることもあります。

## ●市販の頭痛薬や痛み止めの使いすぎと不眠

もともと**片頭痛や緊張型頭痛を持っている人が、月に一〇日、三カ月以上にわたって市販の複数の頭痛薬を飲み続けると、毎日頭痛が起きやすくなる**と言われています。

原因となる薬は、頭痛、月経痛、腰痛を抑える市販の鎮痛薬です。

**長期間使っていた市販の鎮痛薬を急にやめると、離脱症状として不眠が現れるこ**

とがあります。

卵が先か、鶏が先か。

このように、頭痛と睡眠はお互いに、深い関係があります。

長い間市販の頭痛薬を離せなかった患者さんが、睡眠の検査を受けたら閉塞性睡眠時無呼吸症候群であることが分かり、ＣＰＡＰ療法を始めたら頭痛が消えてしまったという例もあります。

**長い間、頭痛でお悩みの方には、睡眠障害の検査をおすすめします。**

## 睡眠障害が頭痛を悪化させる？

睡眠の質やリズムの乱れは頭痛を悪化させることが多くの研究で示されています。

特に、片頭痛や緊張型頭痛、群発頭痛は、睡眠障害が原因で症状がひどくなること

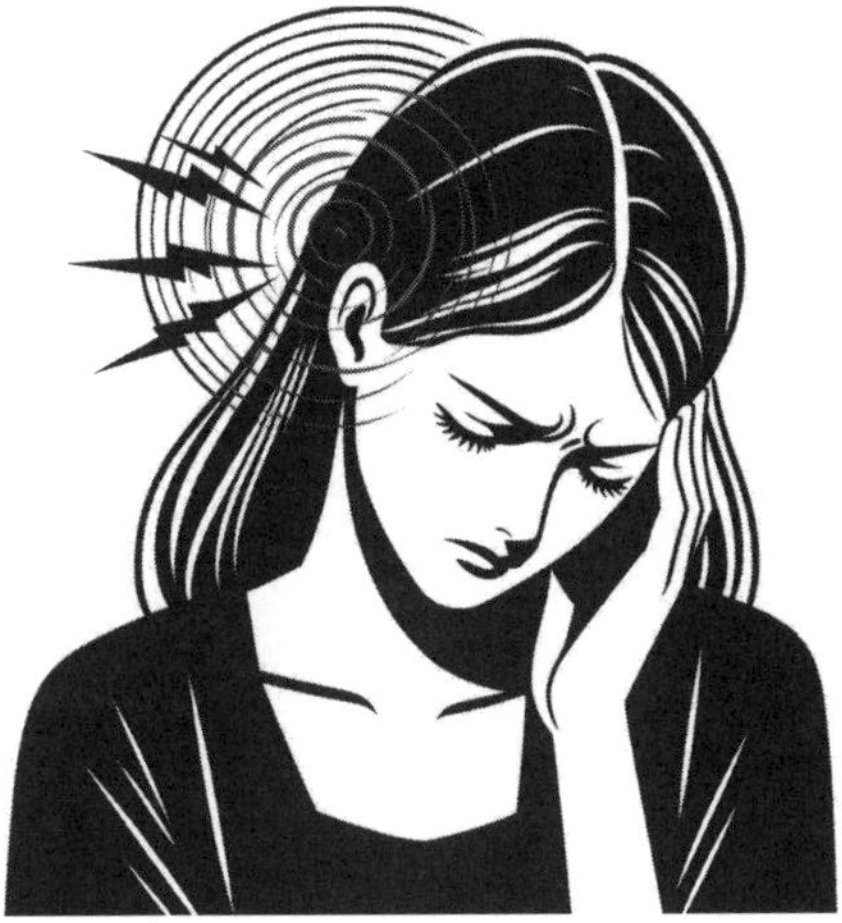

が多いのです。

なぜ、睡眠障害で頭痛の症状がひどくなるのでしょうか。それには、いくつかの原因があります。

## ①睡眠不足による脳の過敏化

睡眠不足や浅い睡眠が続くと、脳の痛みを抑える機能が低下します。痛みをコントロールする脳の機能がうまく働かなくなることによって、少しの刺激でも「痛み」として認識しやすくなります。その結果、頭痛が悪化すると考えられています。

片頭痛では、「寝不足」と「寝すぎ」のど

ちらでも悪化しやすくなります。特に、浅い眠りのレム睡眠の乱れが、片頭痛の発生に大きく関わっていることが分かっています。

寝不足は片頭痛を発生させ、寝すぎは片頭痛を誘発するため、悪循環が起こりやすくなります。

## ②成長ホルモンとセロトニンの分泌低下

睡眠中に分泌される成長ホルモンは、脳や筋肉の修復を助けます。睡眠障害でこのホルモンの分泌が低下すると、疲労がたまりやすくなり、頭痛が起こりやすくなります。

セロトニンは「痛みを抑える物質」で、深いノンレム睡眠時に分泌されます。睡眠不足や不規則な睡眠が続くと、セロトニンの分泌が低下します。すると、血管の収縮・拡張が乱れ、片頭痛が発生し悪化しやすくなります。

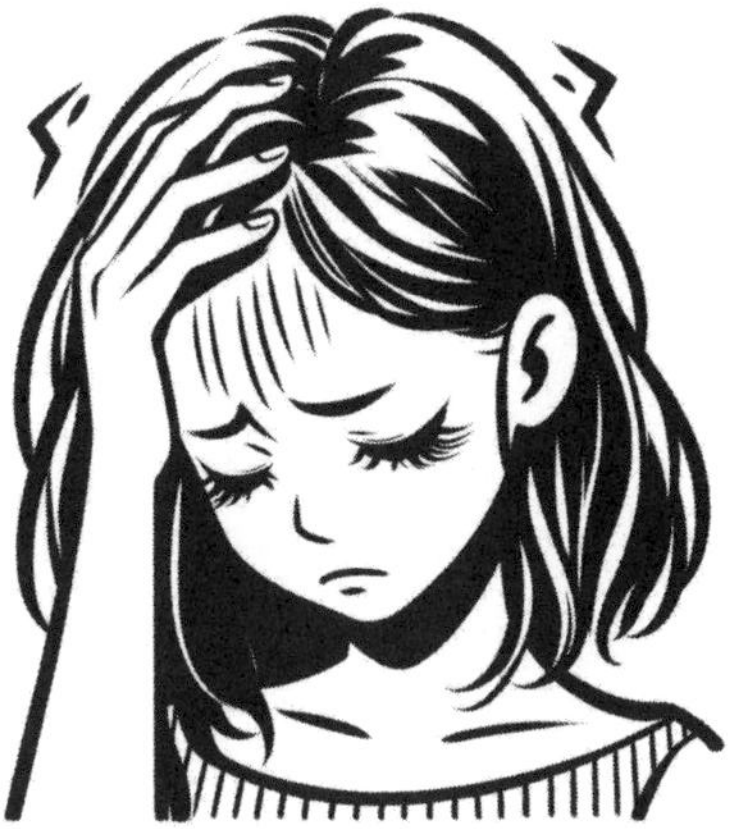

## ③自律神経の乱れ（ストレスの影響）

睡眠不足や生活リズムの乱れがあると、自律神経が乱れ、興奮・緊張に関係する交感神経（興奮・緊張を司《つかさど》る）が過剰に働きます。交感神経が過剰になると、血管が収縮しやすくなり、緊張型頭痛を引き起こします。

慢性的なストレスによっても交感神経が過剰に働き、首や肩の筋肉が緊張し、緊張型頭痛を悪化させます。

ストレスが多い人ほど、睡眠障害や頭痛が発生しやすいとも言われています。

## ④睡眠時無呼吸症候群（ＳＡＳ）との関係

### ●ＳＡＳによる酸素不足が頭痛を引き起こす

睡眠時無呼吸症候群（ＳＡＳ）では、睡眠中に呼吸が止まったり低呼吸になったりすることで、血中の酸素濃度が低下します。酸素不足により血管が拡張し、起床時の頭痛を引き起こします。

特に「朝起きたときに頭痛がある、日中も眠気が強い」場合は、ＳＡＳが原因の可能性が高くなります。

群発頭痛は睡眠中や明け方に発生しやすく、体内時計（概日リズム）の乱れとも関係があります。

ＳＡＳによる酸素不足が引き金となり、群発頭痛が悪化することもあります。

「朝の頭痛＋日中の強い眠気」がある場合は、睡眠時無呼吸症候群（ＳＡＳ）の可能性があるので、医師に相談してみましょう。

# 睡眠の質が上がると頭痛が軽くなる?

片頭痛・緊張型頭痛・起床時の頭痛は、睡眠の質を向上させることで大きく改善することが分かっています。

## ●睡眠障害の改善が頭痛に与える影響

### ①睡眠の質が向上すると、脳の過敏化が抑えられる

慢性的な睡眠不足を解消することで、脳の痛みを感じる神経（視床・脳幹）の過敏化が落ち着き、頭痛が起こりにくくなります。

特に片頭痛の頻度が減ることが研究で確認されています。

### ②セロトニンの分泌が安定し、片頭痛が改善

質の良い睡眠はセロトニン（痛みを抑える神経伝達物質）の分泌を促進させます。

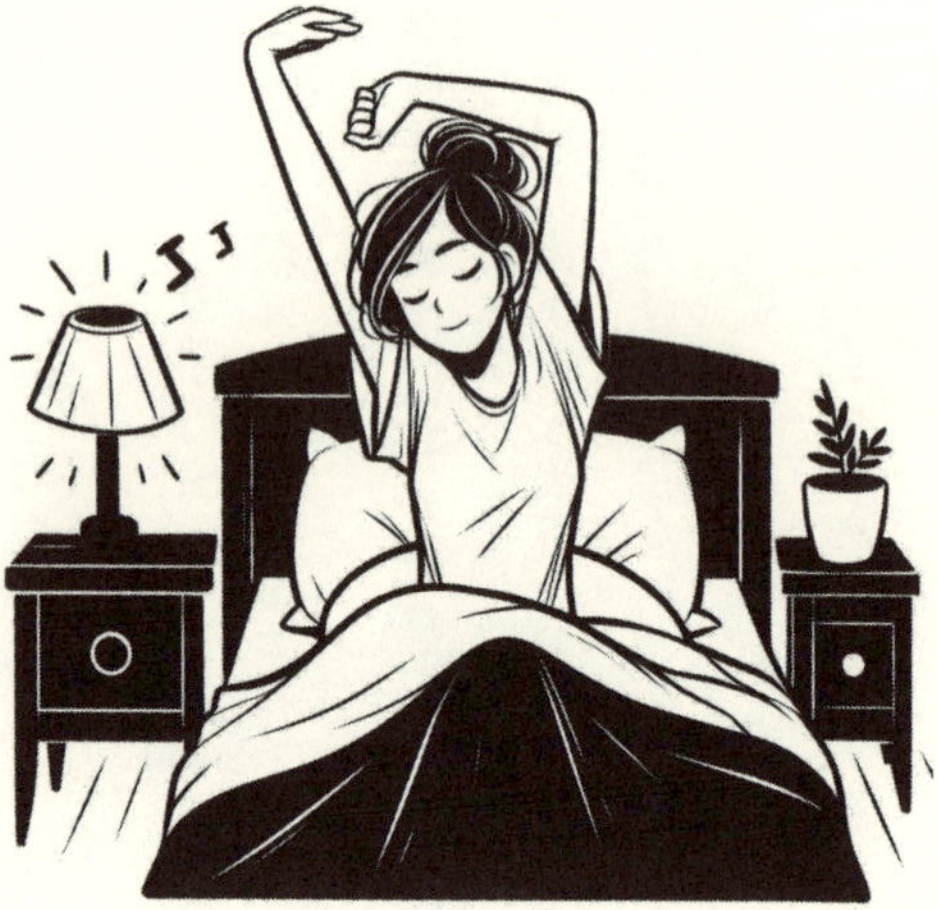

セロトニンの安定化により、血管の収縮・拡張が適切にコントロールされ、片頭痛が軽減します。

**③自律神経が整い、緊張型頭痛の改善につながる**

睡眠リズムが整うと、交感神経と副交感神経のバランスが正常化し、筋肉の緊張が緩和されます。

また、肩こり・首こりが改善し、緊張型頭痛の発生が減り、強さが軽減します。

**④睡眠時無呼吸症候群（SAS）の治療で、起床時の頭痛が軽減**

CPAP（持続的気道陽圧療法）や生活

習慣の改善で無呼吸が改善すると、脳の酸素不足が解消されます。その結果、朝の頭痛が軽減・消失することが多くなります。

## 睡眠を改善する方法

●毎日同じ時間に寝て起きる（規則正しい睡眠）
●寝る前のスマホやカフェインを避ける（睡眠の質を上げる）
●ストレスを軽減する（リラックス習慣を取り入れる）
●いびきや無呼吸がある場合、医師に相談する（ＳＡＳの検査を受ける）

睡眠を整えることは、頭痛の改善にとても効果的です。

もし「寝不足が続くと頭が痛くなる」「朝起きると頭痛がする」と感じた時は、睡眠環境を改善することで、頭痛が軽減する可能性が高くなります。

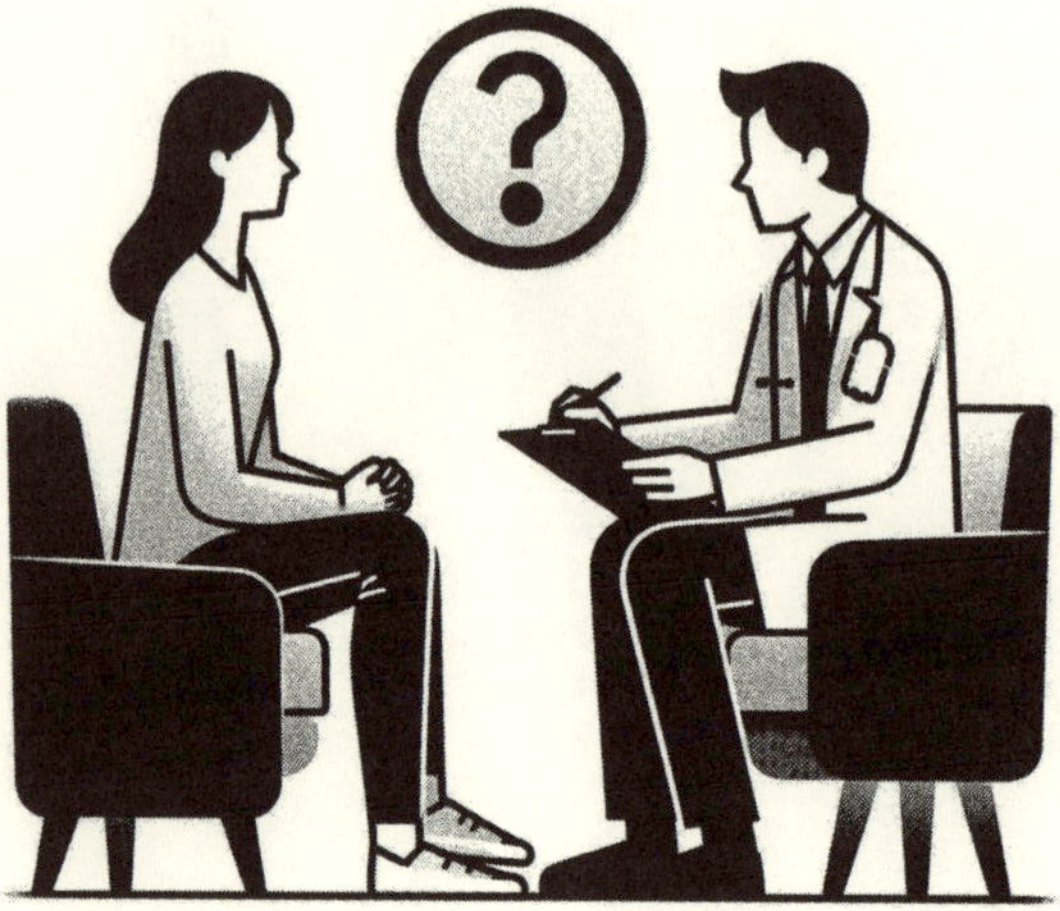

睡眠環境を整えても睡眠の改善がうまくいかないときには、睡眠の専門の先生に相談してみましょう。

# 4章

## 休日の寝だめが社会的時差ボケ（ソーシャル・ジェットラグ）をつくる

休日の寝だめのポイントは、前日の早寝

## 休日の寝だめと社会的時差ボケ（ソーシャル・ジェットラグ）

海外旅行で、五時間以上の時差のある国へ行ったとき、また帰ってきたときに夜眠れない、夜中に目覚める、日中ぼんやりするなどの時差ボケ（ジェットラグ）に悩まされたことのある方は多いのではないでしょうか。

時差ボケは、約二四時間の体内時計＝**概日《がいじつ》リズム（サーカディアンリズム）**と**社会時計（現地時間）とのずれ**によっておきます。

これと同じようなことがおきるのが、休日の寝だめ。

平日の寝不足を解消するつもりで、休日は平日より遅く起きる。

←

朝ごはんを抜き、夜たっぷり食べる

〈 生涯の平均社会的時差ボケ 〉

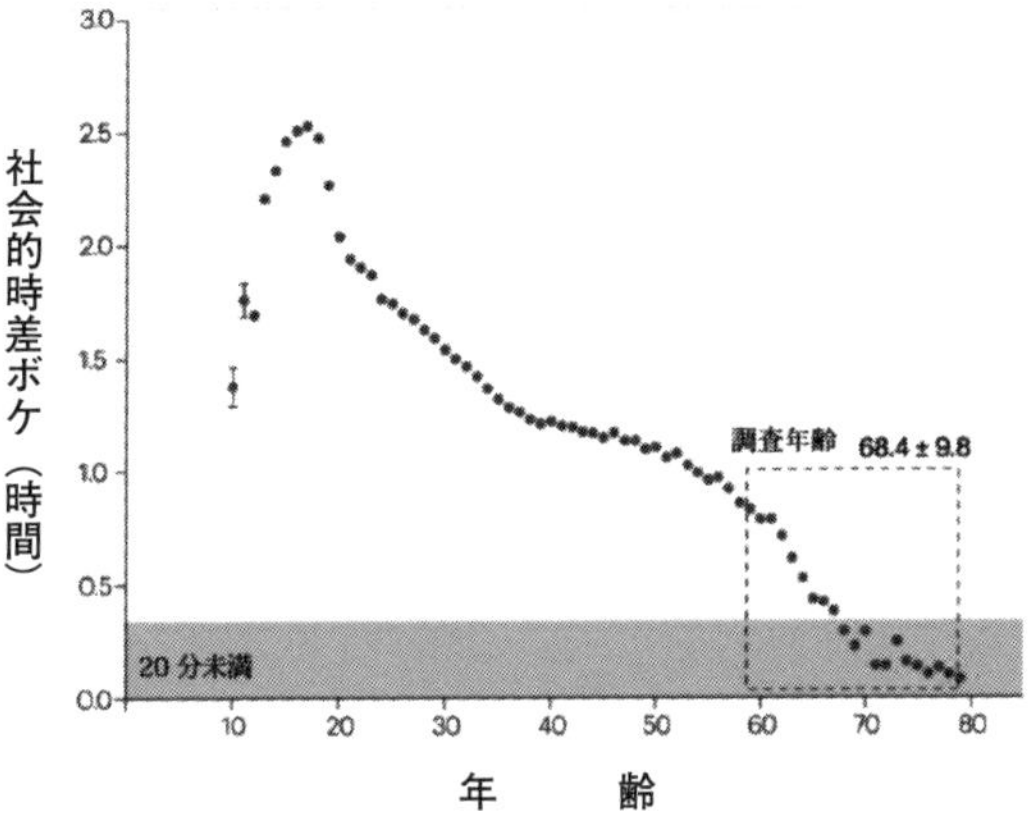


出典：How can social jetlag affect health?
Nat Rev Endocrinol. 2023 May 23;19(7):383-384. より引用 翻訳

← 朝起きるのが遅かった分、夜寝つくのが遅くなる

← 睡眠不足になり朝早く起きるのがつらいブルーマンデー

← 集中できず仕事のパフォーマンスも上がらない。

これが、海外旅行で味わう時差ボケと同じような症状になる、**社会的時差ボケ（ソーシャル・ジェットラグ）**で、週の半ばくらいまで続く場合が多いようです。

前頁の図は、年齢と社会的時差ボケの平均時間を表したものです。

この報告は、平日は社会時計にしたがい、休日は体内時計に従うことを前提としています。

一〇代後半が平日と休日の睡眠時間の差が大きく二・五時間、三〇〜六〇歳くらいまでは一〜一・五時間であることが分かります。

多くの人が**社会的時差ボケにならない平日と休日の睡眠時間の差は、二〇分未満**だそうです。

## 社会的時差ボケを防ぐには

社会的時差ボケを防ぐコツは

- **平日も休日もできるだけ同じ時刻に眠り、同じ時刻に起きる**
- **起きてから三〇分以内に朝の太陽光を浴びる**

二四時間の体内時計のサーカディアンリズムは、目から脳に入る朝の光でリセットされます。

また、社会的時差ボケを防ぎながら平日の睡眠不足を補う寝だめのコツは

**●休日の前夜は夜更かしせず、逆に早寝をし、平日と同じ時間に起きる**

なかなか難しいかもしれませんが、体内時計と社会時計との折り合いをつけ、日中眠くならず快調に過ごせる起床、就寝時刻を決めるには、次のようにします。

**●平日の朝起きる時刻から逆算して、ベッドに入る時刻を決める**

**●平日と休日の睡眠時間の差は二〇分未満にする**

## 質の高い睡眠をとるには

質の高い睡眠とは、脳と体がしっかりと休息し、翌日に向け回復できる睡眠のこ

とです。

睡眠は「ノンレム睡眠（Non- Rapid Eye Movement Sleep）」と「レム睡眠（Rapid Eye Movement Sleep）」の二種類に分かれ、それぞれ異なる役割を持っています。

この二つが六〇～一二〇分周期で繰り返され、一晩に四～五回ほど循環します。

質のいい睡眠には、ノンレム睡眠（深い眠り）とレム睡眠（浅い眠り）のバランスが重要です。

## レム睡眠

レム睡眠は、閉じられたまぶたの下で、眼球が活発に動いている（急速眼球運動）ことから名付けられました。

レム睡眠は、眠りの後半、朝方にかけて多くなっていきます。

レム睡眠の間、脳は覚醒時と同じように、活発に動いています。レム睡眠の割合が大きくなる夜の後半には、血圧の変動が大きくなり、コルチゾール値が高くなります。大脳皮質の一部の活動が活発になり、記憶の整理や定着が行われていると考えられています。夢を見るのもこのステージです。

体はリラックスして動かないため、レム睡眠は体の睡眠とも言われています。

## ノンレム睡眠

一方のノンレム睡眠は、眠り始めに多く発生します。脳の活動が低下し、深い眠りになり、夢をほとんど見ません。また、成長ホルモンなどホルモンの分泌が活発になり体の修復が行われます。

ノンレム睡眠は、睡眠の深さによって四つのステージに分かれています。

N１　まどろんでいる入眠期

N2　目覚めやすく浅い睡眠
N3　中程度の深さ
N4　最も深い睡眠で徐波睡眠とも言います
　　ここで脳と体が最大限回復します。

レム睡眠とノンレム睡眠、この二つの睡眠のバランスが、質の高い睡眠と結びついています。

〈レム睡眠とノンレム睡眠〉

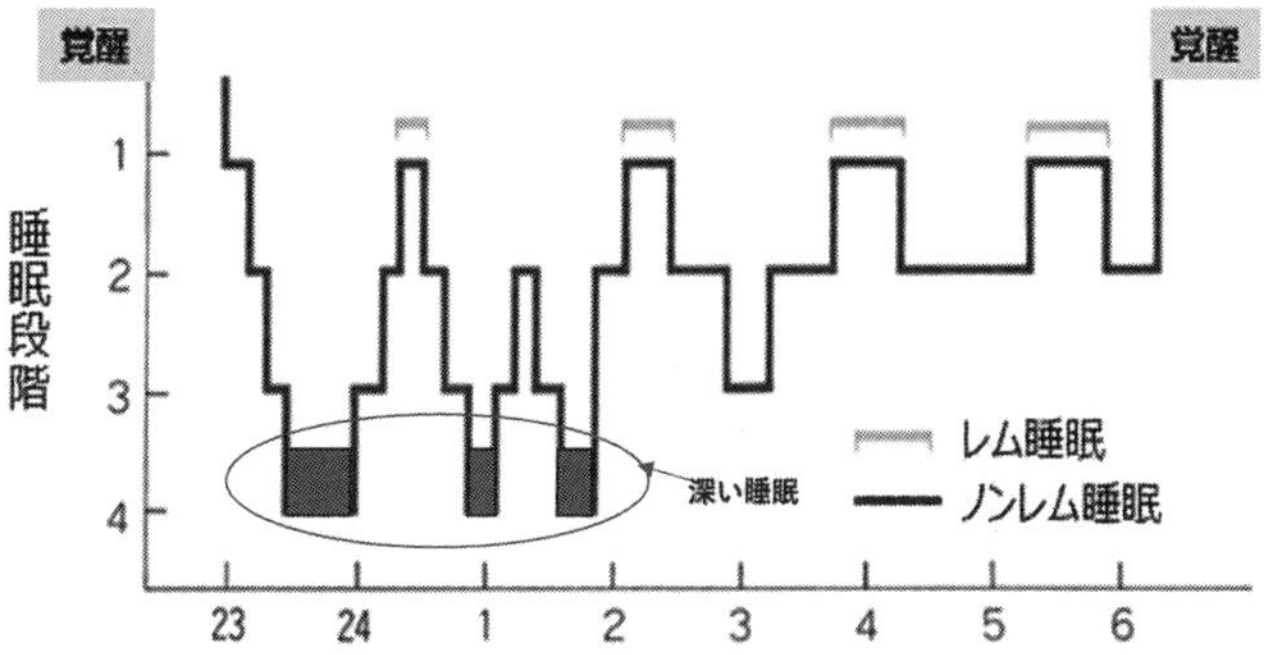


出典：厚生労働省　e-ヘルスネットより　一部改変

| | ノンレム睡眠 | レム睡眠 |
|---|---|---|
| 眠りの深さ | 深い眠り | 浅い眠り |
| 脳の活動 | 低下（休息） | 活発（夢を見る） |
| 体の状態 | 体温・心拍数低下<br>筋肉リラックス | 体は動かない<br>脳は活動 |
| 主な役割 | 体の回復<br>成長ホルモン分泌 | 記憶の整理<br>学習能力向上 |
| 発生しやすい時間 | 眠りの前半 | 眠りの後半 |

著者作成

コラム

## ●睡眠の周期やいびきの状態を手軽に知るにはスマホのアプリが便利

自分の睡眠の周期や、いびきの有無などを知るには、スマホの睡眠アプリが便利です。

最近では、睡眠リズムや深さをグラフで示して記録し、いびきを録音して解析するなどのアプリが登場しています。

専用のデバイスとスマホのアプリで、睡眠の状態を記録し、解析してスマホで結果を記録するものもあります。

これらのデータは、専門の先生に診ていただく際の資料になります。もし、いびきや呼吸が止まっているようなことがあれば、専門の先生のもとで詳しい検査を受けることをおすすめします。

たくさんの睡眠アプリが出ていますから、まずは、無料版で自分の睡眠の傾向を試してみたらいかがでしょうか。

その上で、寝つきや、中途覚醒、いびきなどのデータで、気になることがあればかかりつけの先生に相談し、必要であれば専門のお医者さんを紹介してもらいましょう。

# 5章

## 寝不足が続くと増える「睡眠負債」

体内時計のリセットは朝の光で

## 私の睡眠は足りているのか

もし、あなたの睡眠が足りているかどうか、気になるなら、簡単に知る方法があります。

それは、日中眠くなるかどうか、です。

そんな簡単なこと？

と思われるかもしれませんが、しっかり眠って休養がとれていれば、日中眠くなることはありません。

日中に眠くなるなら、睡眠不足のＳＯＳです。

## 寝不足が続くと増える「睡眠負債」

不足した睡眠を「睡眠負債」と言います。
それが二日、三日と続くと、不足した睡眠時間が積み重なって「睡眠負債」という状態になります。

例えば、
あなたの健康を保つための睡眠時間が一日七時間だとします。
必要な睡眠時間：七時間
実際の睡眠時間：六時間
ところが、実際には一日六時間しか眠れません。すると一日、一時間の睡眠不足になります。この一時間の睡眠不足を「睡眠負債」と言います。

一日一時間の睡眠不足が五日間続くと、一時間×五日間＝五時間が「睡眠負債」となります。

## サーカディアンリズムの乱れは睡眠や健康に影響する

睡眠は疲れを取り、体をリフレッシュするために、欠かすことができません。

私たちの身体には、約二四時間の太陽の周期に同期させる体内時計があり、概日《がいじつ》リズム（サーカディアンリズム）で、暗くなると眠り、明るくなると起きるように調整されています。

このリズムは、光や温度、食事などに影響を受けます。

例えば、夜遅くまで明るい場所にいると、目に入ってくる光によって脳がまだ昼だと錯覚し、睡眠ホルモンと呼ばれるメラトニンの分泌が抑えられ眠りにくくなり

〈１日のメラトニン濃度の変化〉

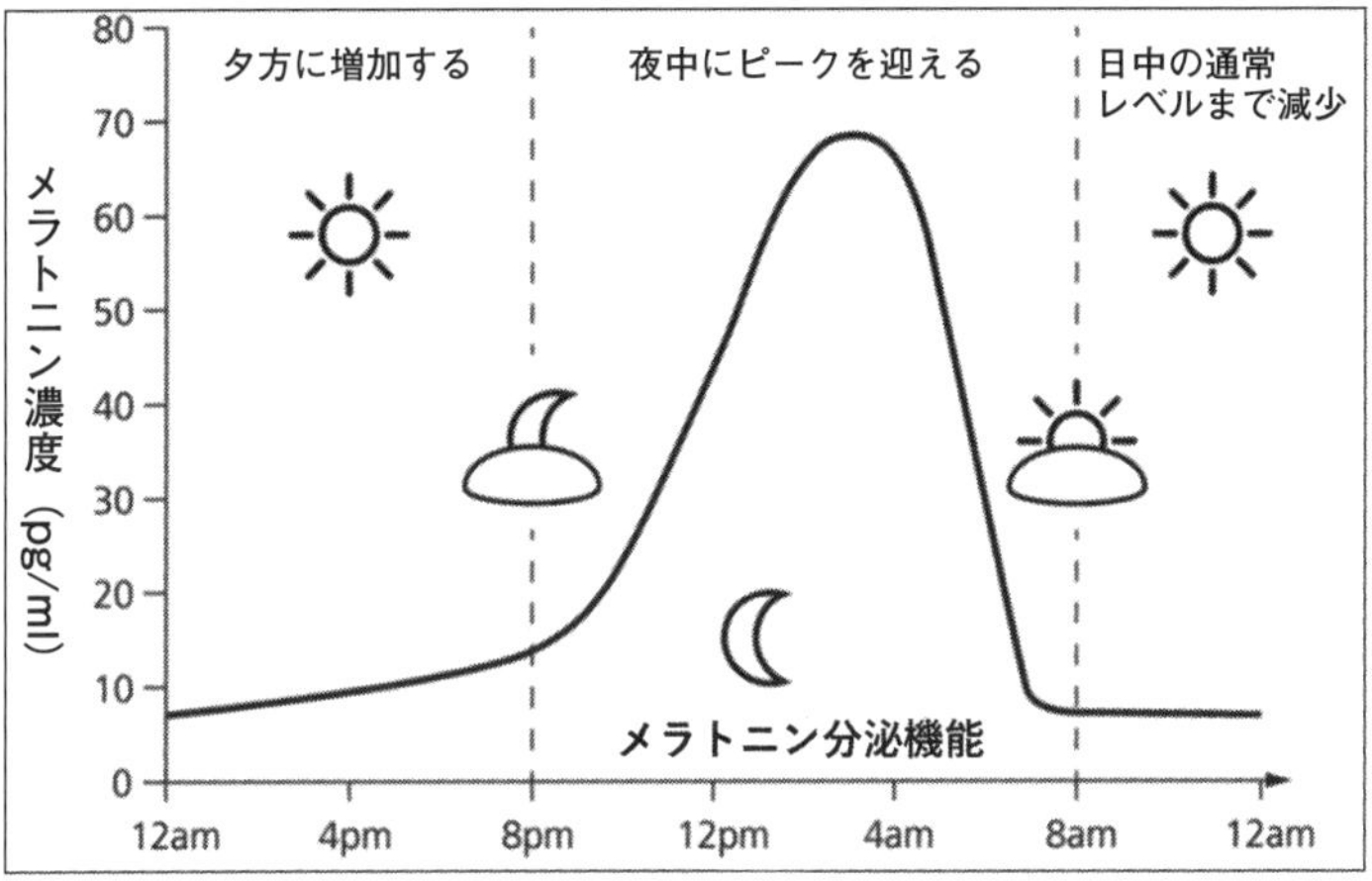


１日24時間の生理的メラトニン濃度。夕方の光への露出が減少すると、松果体によるメラトニン分泌が増加し、真夜中にピークに達し、通常の日中のレベルのほぼ10倍になります

出典：DOI: 10.1002/jbio.201900102より引用　翻訳

ます。

睡眠不足の朝は体が重く感じ、頭痛や、集中力もなくなるなど、さまざまな影響があります。

## 睡眠負債の解消には四倍の睡眠が必要

それでは寝不足が一日なら、次の日早めに眠れば、体調を元に戻すことができるでしょうか。

実は、**一時間の寝不足で崩した体調を元に戻すには、その四倍、四時間の睡眠が必要**という報告があります。

五時間の睡眠負債では、その四倍、二〇時間の睡眠が必要というわけです。

たまった睡眠負債は、健康に大きく影響し、集中力や免疫力の低下、肥満、心臓病、糖尿病など生活習慣病のリスクが高くなります。

# 6章

## 眠っている間に脳は浄化される
### 頭痛、アルツハイマー病、認知症は
### 横向きに寝て予防・改善

## 脳内にある老廃物清掃システム

身体の細胞から出た老廃物を運んで処理するのが、リンパ系システム。

ところが、**脳にはリンパ系システムがなく、老廃物の処理は長い間の謎**でした。

二〇一三年、動物実験で「Garbage Truck of the Brain（脳内ゴミ収集車）」として、脳内の老廃物を洗浄、除去するシステムが報告されました。

それが脳内の清掃システム「グリンパティックシステム」です。

**これは脳のグリア細胞（脳と脊髄に存在する「神経細胞以外の細胞」で、神経伝達物質の取り込みなどで神経細胞の生存や発達を支えている）が大きく関わり、リンパ系のようなシステムを作っている**ことから名付けられました。

動物だけでなく、ヒトの脳内でも同じように清掃システムが働いていることが次々と報告されています。

## 深い眠りの間に脳内の老廃物が洗い流される

脳内の清掃システムは、深い眠りのノンレム睡眠時に活動します。

起きている間にたまった脳の老廃物は、細胞と細胞のすき間に排出されます。ノンレム睡眠時には、このすき間が六〇％も広くなり、そこに起きているときより多い脳脊髄液が流れ込みます。

脳のすき間にある間質液と老廃物は、脳脊髄液に押し流され、静脈の周囲から脳の外に出ていきます。

**眠っている間に、脳の細胞のすき間が広がって脳脊髄液の流入が活発になり、老廃物がスムーズに洗い流される**というわけです。

ぐっすり眠った朝に、スッキリして活力も回復するのは、脳の老廃物がよく洗い流されたからだと考えられます。

## 睡眠不足は脳内清掃システムに障害を起こす

日中にたまった脳内の老廃物を清掃するシステム。
その洗浄液は、脳脊髄液です。
脳脊髄液の量は、サーカディアンリズム（概日リズム）に左右されます。
作られる量のピークは真夜中すぎの睡眠中。

**夜更かしや、睡眠不足によってサーカディアンリズムが崩れると、この脳脊髄液の産生能力に影響が出ます。**

また、脳内清掃システムは不眠などの睡眠障害によって、うまく機能しなくなります。

睡眠と脳内清掃システムは、お互いに影響し合い、その障害がさまざまな病気の原因になると考えられています。

## 脳内浄化システムと不眠と頭痛の関係

脳細胞の老廃物は、眠っている間に脳内に流入する脳脊髄液によって、押し流されます。

グリンパティックのシステムに障害が起き、日中にたまった脳の老廃物が洗い流されずにたまっていくと、頭痛の原因になると考えられています。

また、脳脊髄液の異常な取り込みなども、頭痛に関係していると言われます。

〈脳内浄化（グリンパティック）システム障害と睡眠、片頭痛の関係〉

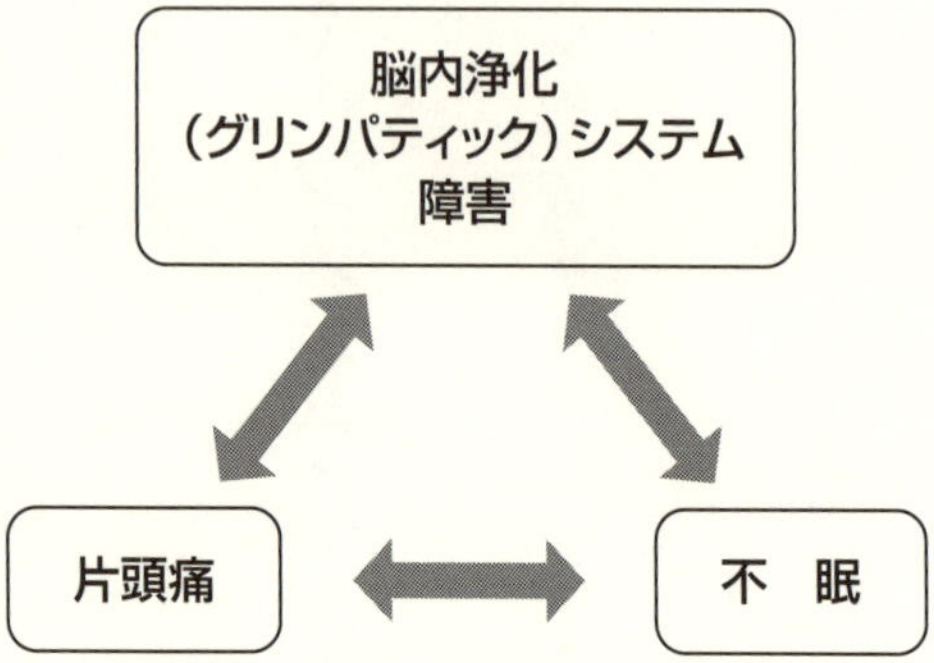


出典：J Headache Pain. 2024 Mar 11;25(1):34. より引用　翻訳

逆に、頭痛や不眠がシステムに障害を与えるといったように、睡眠と不眠、脳内清掃システムは相互に影響しあい、悪循環を生みだします。

**片頭痛の四八～七四％の患者さんが、睡眠の質が低下すると、頭痛が起こりやすい**と考えているそうです。

## アルツハイマー病や認知症と脳内清掃システム障害

アルツハイマー病や認知症は、脳内にたまったアミロイドβ（ベータ）やタウたんぱくという神経細胞を変性させる老廃物が原因とされています。

これらの老廃物の洗浄除去にも、脳内清掃システムと睡眠が関わっていることが分かってきました。

睡眠中は、脳内清掃システムが活発になるため、アミロイドβの除去率が二倍になると言います。

ところが、年齢を重ねると、脳内清掃システムが低下します。

また、年齢とともに、睡眠時間が短くなり、途中覚醒などで睡眠の質も低下してきます。

睡眠障害によって、脳内清掃システム障害が起き、アミロイドβやタウたんぱくが流されずにたまっていきます。

このように**睡眠と脳内清掃システムの低下が、アルツハイマー病や認知症に関係する**と考えられるようになってきました。

# 横向き寝で脳内清掃を効率化

頭痛や、アルツハイマー病などの認知症にも関わる脳内清掃システム。

この機能を低下させない方法はあるのでしょうか？

実は、誰でも今すぐにできる簡単な方法があるのです。

それは、
**横向きの側臥位で二時間以上眠ること。**

なんだと思われるかもしれませんが、仰向け（仰臥位）や腹ばい（伏臥位）と比較した場合、アミロイドβなど脳内の老廃物の洗浄輸送がもっとも効率的に行われる姿勢とされています。

頭痛で悩んでいる方も試してみてはいかがでしょうか。

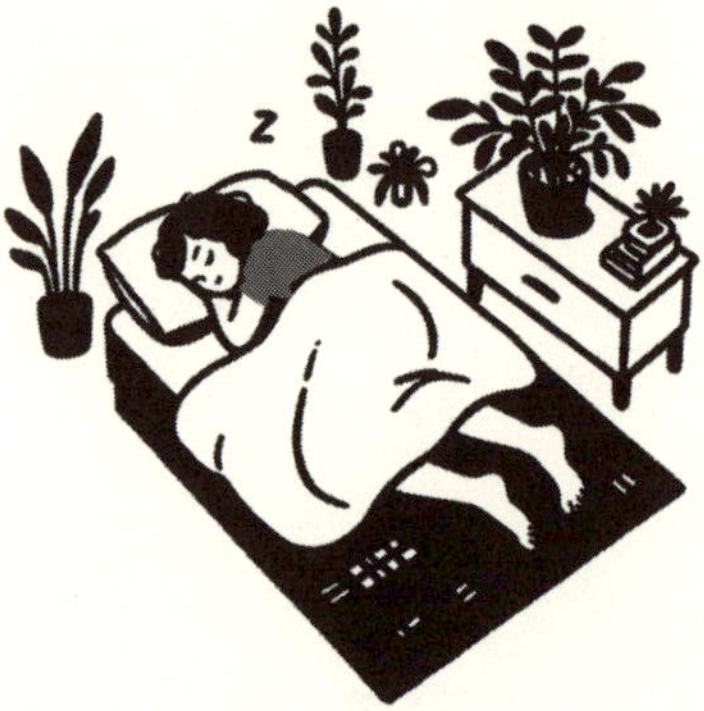

# 7章

# 世界で推定一〇億人の睡眠時無呼吸症候群

## 隠れ睡眠障害
## 「睡眠時無呼吸症候群（SAS）」にご注意

二〇一九年に発表された研究では、世界で三〇～六九歳の約一〇億人が「睡眠時無呼吸症候群（SAS）」の可能性があるとのことです。

日本の調査でも、未受診の患者数は約三〇〇万～四〇〇〇万人と推定されています。

SASは、心筋梗塞や脳血管障害による突然死や、日中の居眠りによる事故にもつながりかねない怖い病気です。

それなのに、実際に治療を受けている方の数は約五〇万人（二〇二〇年）で、診断を受けない、治療を受けないまま過ごしている方が多いと言えます。

できるだけ多くの方々に検査を受けて欲しいのですが、なかなか進まないのが現状です。

これまでは、働き盛りで肥満ぎみ、いびきがひどい男性に焦点があたっていましたが、研究が進み、**女性ホルモンが減少する関係で四〇歳以上の更年期の女性にも多い**ことが分かってきました。

二〇二〇年の睡眠時無呼吸症候群治療ガイドラインでは、五〇歳以上の女性で、一〇％弱、男性で一〇～二〇％、七〇歳以上の女性では一〇％を超え、男性では二〇％を超えるとされています。

## もしかしたら「睡眠時無呼吸症候群」かも？

睡眠時無呼吸症候群（ＳＡＳ）は、その名の通り、眠っている間に呼吸が止まる無呼吸や、呼吸が浅くなったりすることを何度も繰り返します。

いびきは、鼻や喉などの上気道が狭くなり、空気が通りにくくなったときに起きる音です。

無理やり呼吸しようと強く空気を吸いこむときに、喉の奥の粘膜が振動して音が出ます。

眠っている間に何度も呼吸が浅くなったり、止まったりすると低酸素状態になります。

すると、身体は心拍数を上げ、血流を増やし酸素を補おうとします。

血管に負担がかかりますから、狭心症、心筋梗塞、脳卒中などの発症リスクが上がります。

また、充分な睡眠がとれないために、日常生活や社会生活の質（QOL：Quality of life）が下がります。

## こんな症状はありませんか？

睡眠時無呼吸症候群の症状には、次のようなものがあります。

| |
|---|
| いびきがうるさいと言われる |
| 眠っているときに呼吸が止まることがあると言われる |
| 寝汗をかく |
| 夜中に何度も目が覚める |
| 睡眠時間は長いのに、疲れが抜けない |
| 朝起きるときに身体が重い |
| 集中できない |
| 起きるときに口や喉が渇いている |
| 肥満と言われている　太ってきた |
| 朝起きたときに頭痛がする |

出典：睡眠時無呼吸症候群（SAS）の診療ガイドライン2020より作成

これらの症状に思い当たることがあれば、**睡眠時無呼吸外来や呼吸器内科**で、まずは検査を受けてみることをおすすめします。

## 「睡眠時無呼吸症候群」二つのタイプ

呼吸は、無意識に行われ、脳の呼吸中枢でコントロールされています。

大人の呼吸数は、起きているときで一分間に一二～二〇回。三～五秒に一回、息を吐いたり吸ったりしている勘定になります。

眠っているときの呼吸数は起きているときよりも少なく、一分あたり約八回で、七・五秒に一回。起きているときの半分です。

普通の人が意識的に息を止めていられる時間は、せいぜい二〇～三〇秒でしょう。

睡眠時の無呼吸とは、呼吸が一〇秒以上止まった状態を言います。これが一時間に五回以上も止まるのが睡眠時無呼吸（sleep apnea）です。

睡眠時無呼吸の原因は、大きく二つあります。

一つは、鼻やのどなどの上気道という空気の通りみちが狭く、ふさがりやすくなっている**閉塞性（Obstructive）睡眠時無呼吸（ＳＡ）**です。

ＳＡＳの患者さんのほとんどが、**いびきを伴うこのタイプのＯＳＡ**です。

もう一つは、呼吸そのものが止まってしまう**中枢性（Central）睡眠時無呼吸（ＳＡ）**です。

呼吸をコントロールしている脳の呼吸中枢の異常によって、文字通り無呼吸になってしまうタイプでＣＳＡといいます。

## 「閉塞性睡眠時無呼吸症候群」（ＯＳＡＳ）になりやすい人

ＯＳＡＳになりやすいのは、

●肥満
●中年以上の男性
●更年期以降の女性
です。

肥満になると、喉などに脂肪がつき、空気の通り道である気道が狭まってしまいます。

特に男性は、上半身に脂肪がつきやすく（内臓脂肪）、それに対して女性は下半身に脂肪がつきやすい（皮下脂肪）傾向にあり、男性のＯＳＡは女性の二〜三倍といわれています。

これはホルモンの影響なので、女性でも**閉経後に女性ホルモンが減少すると、上半身に内臓脂肪がつきやすくなり、睡眠時無呼吸症候群（ＳＡＳ）を発症**するリスクが高まります。

加齢や疲労などによって筋力が低下すると、**舌根沈下といって、舌の根元が重力**

コラム

## こんなタイプの方も（OSAS）にご注意

睡眠時無呼吸症候群の中でも、顎の小さい人は、閉塞性睡眠時無呼吸症候群（OSAS）になりやすいと言われます。

特にいわゆる「小顔」で、あごと首の境目がはっきりしない、二重顎の人は、もともと気道が狭いことが多いのです。

若くても、痩せていてもOSASになるリスクが高いので、ご注意を！

・顎が小さい＝気道が狭い
・二重顎
・あごと首の境目がはっきりしない
・小顔
・骨格が華奢

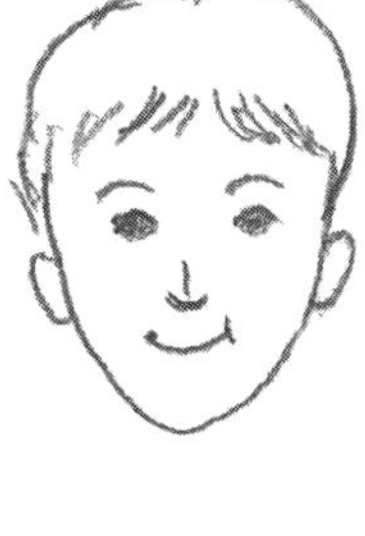

**に負けて喉の奥に落ち込み、気道を狭めてしまいます。**

それによって、眠っている間に無呼吸や低呼吸になり低酸素状態が続き、さまざまな病気を引き起こしてしまうのです。

## いびきと肥満 負のサイクル

肥満の方は、上気道にも脂肪がついているため、気道が狭くなり、いびきをかきやすくなることは、先にも触れました。

ところが、**いびきで睡眠時に無呼吸や低呼吸で何度も眠りが中断し、十分に眠れないことが肥満の原因に**なっているとも言われているのです。

そのカギは、**睡眠中、脳の下垂体から出る成長ホルモン。**

大人にとっての成長ホルモンは、体の細胞の新陳代謝や脂質の分解などで大切な働きをしています。

〈睡眠と肥満　負のサイクル〉

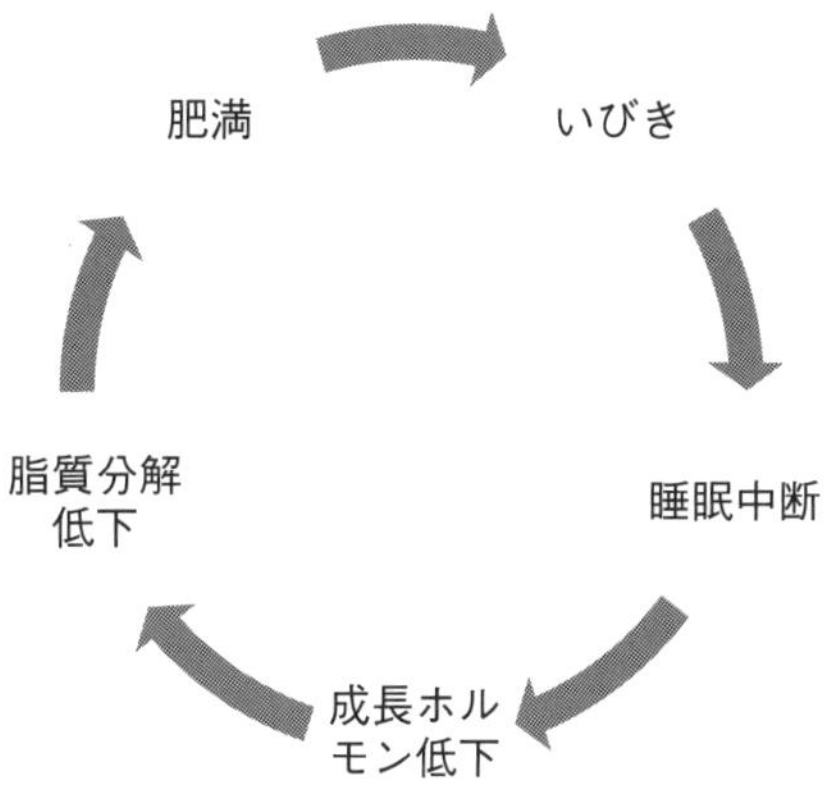


このホルモンは、いつ分泌されるのでしょうか？

睡眠には浅いレム睡眠と深いノンレム睡眠があります。

ノンレム睡眠は、その深さによって第一から第四まで四つの段階に分けられます。

成長ホルモンは、一番眠りが深くなる第三と第四の段階で分泌されます。

ところが、睡眠時無呼吸症候群（ＳＡＳ）の患者さんは、ノンレム睡眠の第三段階にたどり着く前に、無呼吸と低呼吸で息が苦しくなり何度も目が覚めます。

そのため成長ホルモンが分泌されにくく

なり、脂質などの代謝が悪くなって、肥満につながってしまいます。

肥満→いびき→睡眠不足→成長ホルモンの低下→代謝能力が落ちて脂質が分解されない→肥満という負のサイクルに陥ってしまうのです。

閉塞性睡眠時無呼吸症候群（OSAS）の患者さんは、十分睡眠が取れず、成長ホルモンの分泌低下によって、代謝能力が落ち脂質分解が進まず、さらに肥満になるというわけです。

## 更年期の女性はご注意！ 女性の「閉塞性睡眠時無呼吸症候群」の発症は閉経前の三倍

三〇～六〇歳代の働き盛りの男性に圧倒的に多い閉塞性睡眠時無呼吸症候群（OSAS）。男性と女性の比率は3対1～5対1の間で、報告によっては8対1～10対1とも言われます。

ＯＳＡＳは、主に働き盛りの男性の病気とされてきました。

近年研究が進み、女性ホルモンの関係から閉経後の女性にＯＳＡＳが多くなることが分かってきました。

ところが、睡眠に関するクリニックの四〇～五〇％は女性であるにも関わらず、女性のＯＳＡＳは見過ごされ、治療が遅れがちです。

私の睡眠時無呼吸外来にも、女性が多く受診されています。

## ●女性のＯＳＡＳは閉経後、急激に増える

外での仕事の他に、家庭で女性が担う子育てや家事。

世界中の女性の約三分の一は睡眠障害を抱えていると言います。

最近の調査では、**女性のＯＳＡＳ有病率は閉経後に急激に増え、その数は閉経前の三倍、五五歳以上の男性と同等**と報告されています。

閉経前の女性が男性よりＯＳＡＳの発症が少ないのは、女性ホルモンの一種であ

るプロゲステロンに、呼吸中枢を刺激し気道を広げる働きがあるためです。

閉経後は、プロゲステロンの分泌が少なくなります。この女性ホルモンが少なくなると、気道を広げる力が弱くなります。

また、女性特有の体脂肪の付き方や、加齢による気道の筋肉の低下などが加わり、睡眠時に無呼吸や低呼吸が起きやすくなるのです。

## ●更年期障害の症状と似ているOSAS

OSASの症状には、倦怠感、頭痛、不眠、集中力、記憶力の低下、などがあります。これらは、いわゆる更年期障害の症状と似ています。

女性のOSASの場合、いびきを伴わないこともあります。

夜中に何度も目覚めてトイレに行く症状は、睡眠障害によるものである可能性があります。

## 更年期障害？それとも
## 睡眠時無呼吸症候群？

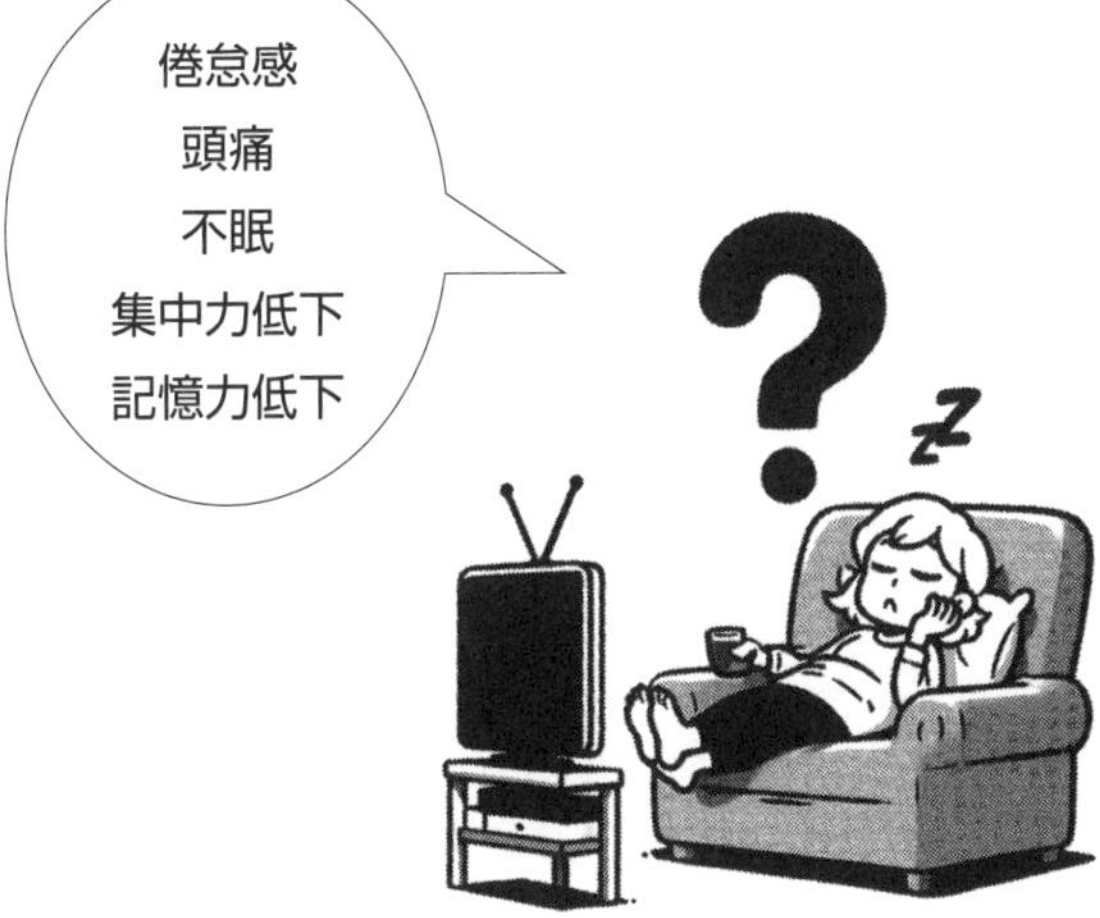


ここがポイント

**女性のOSAS**

- 閉経後、急速に増える
- いびきを伴わない
- 更年期障害の症状と似ているために、OSASが見逃されやすく治療が遅れがち
- 夜中に目覚め、何度もトイレに行く

更年期だからという思い込みが、ＯＳＡＳを見逃しやすく、重篤化させてしまいかねません。

特に六〇歳をすぎた女性は、ＯＳＡＳに高血圧、糖尿病が伴うことが多くなります。

更年期だからと軽く考えず、まずは、受診して検査を受けましょう。

## 子どものＯＳＡＳ　こんな症状はありませんか？

よく眠れていない、睡眠時に酸素が十分に取り込めていない状態が続くと、いろいろな症状をひき起こします。

骨や筋肉、代謝機能に関係する成長ホルモンは、深い睡眠中に多く分泌されます。そのため睡眠不足が続くと、子どもの発育に影響します。

また、睡眠時の低酸素状態は、脳の働きにも影響を与えます。睡眠中の無呼吸によって、利尿ホルモンが増え、おねしょにつながるとも言われています。

睡眠中や日中のお子さんに、次のような症状はありませんか？
もし、気になる症状があれば、まずは内科か小児科で相談し、睡眠外来、呼吸器内科などの専門医を紹介していただきましょう。

【睡眠中に気になる症状】
□週に三日以上のいびき
□喘鳴《ぜんめい》、窒息、うるさい呼吸（仰向けになっているときに悪化する）
□しばしば「鼻息」を伴う呼吸停止
□苦しそうな呼吸
□起きているときや眠っているときに口呼吸をする
□寝相が悪い

□異常な睡眠姿勢（座位、背中を丸める、頭が後ろに傾いている）
□睡眠中に頻繁に目が覚める
□おねしょをする

# 8章

# 睡眠の検査

## パルスオキシメーターで動脈血酸素飽和度と脈拍を測定

二〇一九年からの世界的な新型コロナウイルス感染症のまん延で、家庭にも急速に普及したパルスオキシメーター。

指先をはさんで、皮膚の表面から、動脈血の酸素飽和度（SpO2）と脈拍を測定します。

通常の場合、酸素飽和度は九九〜九六％ですが、九三％以下になったら酸素吸入が必要で、救急車を呼ぶレベルです。

これで、睡眠中の無呼吸の有無や回数を知ることができます。

ただし、脳波を測定していませんので、本当に睡眠中なのかどうかを知ることはできません。

また、無呼吸があったとしても、閉塞型のOSASなのか中枢型のCSASなのかは判定できません。

二〇〇六年からは、SASのスクリーニング検査として保険も適用されています。

## 睡眠時無呼吸症候群（SAS）の在宅簡易検査

在宅で行うSASの簡易検査は、次の項目を計測します。

**動脈血酸素飽和度　脈拍数　呼吸　呼吸努力　いびき　体位　体動**

以前は、SASかどうかのスクリーニングは、パルスオキシメーターのみで行っていましたが、中枢性睡眠時無呼吸（CSAS）の判定ができないため、今では簡易検査装置を使っています。

この簡易検査では、脳波を測定していないので、眠っていない場合もカウントされる傾向にあります。

一時間あたりの無呼吸・低呼吸の回数を表すのが「無呼吸低呼吸指数」AHI指数です。

AHI指数　一時間あたりの無呼吸・低呼吸の合計回数
〇～五　正常
五以上一五未満　軽症
一五以上三〇未満　中等症
三〇以上　重症
四〇以上　最重症

**日本では、簡易検査でのAHI指数四〇以上が、持続的陽圧呼吸（CPAP）療法の保険適用となります。**

# 在宅精密検査　ＰＳＧ（ポリソムノグラフィー）検査

重症の睡眠時無呼吸症候群（ＳＡＳ）であれば、簡易検査でＣＰＡＰ療法を行うかどうかの判断ができますが、軽症や中等の睡眠を正確にとらえるためには、脳波検査を同時に行う必要があります。

以前は、眠っている間の脳波を計ることができる終夜睡眠ポリソムノグラフィー（ＰＳＧ）検査を行うために、入院をする必要がありました。最近、在宅で入院ＰＳＧ検査とまったく同じ検査が行える装置が開発され、入院の必要がなくなりました。

この検査では、
脳波３ｃｈ、オトガイ（あご先）の筋電図、いびき、呼吸、胸部、腹部の呼吸運動、体位、体動、動脈血酸素飽和濃度、脈拍数が計測できます。

SASの軽症や中等症でも判定でき、CPAP療法が必要かどうかを在宅で判断できるようになりました。

日本では、PSG検査でAHI二〇以上がCPAP療法の適用となります。

# 9章

# 睡眠時無呼吸症候群の治療

## SASの治療法

SASの治療方法には、**減量療法、内科的なCPAP療法、耳鼻科的な処置、歯科口腔外科でのマウスピース、舌下神経電気刺激療法**などがあります。

軽症の患者さんでは、食事療法・運動療法による減量や、飲酒を控えるなどの生活習慣の改善で症状が軽くなったり、いびきがなくなったりすることもあります。

**SASが中等症から重症の患者さんは、CPAP療法が第一選択です。**

一方、SASの原因によっては、耳鼻科的処置（鼻づまりの治療・上気道狭窄の解除）、歯科口腔内装具（マウスピース）による治療を選択する場合もあります。

〈 OSASの治療法 〉

中等～重症OSASには、CPAP療法が治療の第一選択といわれている。

〈内科的治療〉

CPAP《シーパップ》
（経鼻的持続陽圧呼吸法）

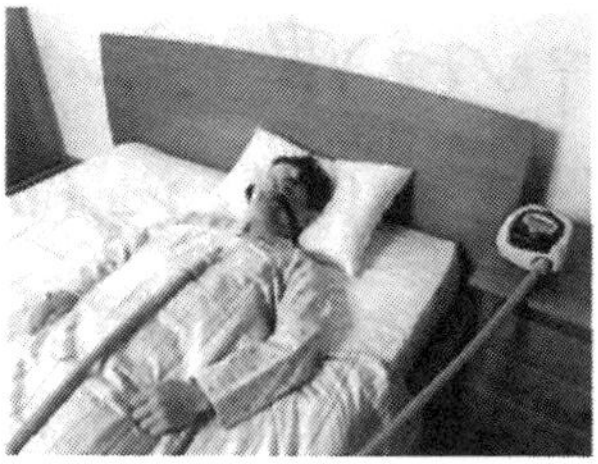

〈歯科的治療〉

マウスピース

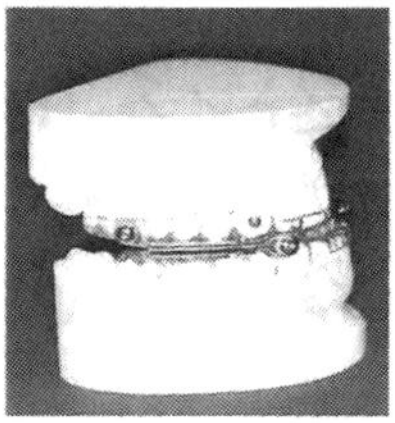

〈外科的手術〉

UPPP、咽頭、扁桃、
アデノイド切除

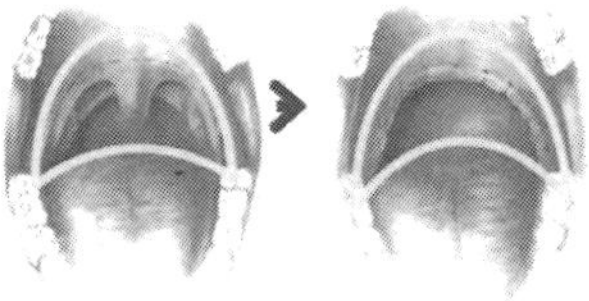

出典：著者発表資料から引用

## まずは減量から

閉塞性無呼吸症候群（ＯＳＡＳ）の患者さんの**四分の三は、肥満**です。太っている人がＯＳＡＳになり、睡眠が十分でないためにさらに太ると言えます。ＯＳＡＳの治療にはいろいろありますが、**何を選択するにせよ、まず必要なのが減量**です。

体重を減らすことで、上気道周囲にたまった脂肪が減ります。すると上気道が広がり呼吸の通りもよくなり、いびきが改善されます。

体重の減少とともに、**無呼吸低呼吸指数や低酸素血症も改善**することが分かっています。

肥満の程度とＯＳＡＳの重症度や睡眠時の低酸素血症の症状には、ある程度の相関があることが知られています。

ですから、太っていればいるほど、症状も重くなる傾向があります。

また、太っている人ほど内臓脂肪も多いのですが、細胞脂肪そのものが脂肪をため込んで大きくなります。

内臓脂肪から、高血圧、脂質異常、高血糖になりやすく、いわゆるメタボリックシンドローム状態になり、動脈硬化などの合併症も進みやすいことも分かっています。


**いびきや無呼吸の大部分は、肥満の結果です。**

**まずは、減量をしましょう。**

減量すると**いびきが改善されてよく眠れる**ようになります。すると、**体重が減ってくる**ということがしばしばあります。

これは、深いノンレム睡眠のときに分泌される成長ホルモンが、脂質の代謝に一役買っているからです。

ＯＳＡＳの患者さんは、無呼吸のせいで睡眠がとぎれとぎれになっているため、成長ホルモンが分泌される深い睡眠をとることができません。

それで、また太ってしまうという悪循環の中にいるので、この連鎖を断ち切ることが重要です。

**この連鎖を断ち切れば、熟睡と体重減少という好循環が生まれます。**

ＢＭＩは、肥満度の指標ですが、**日本人の場合ＢＭＩが二五を超えると、軽度の肥満でもＯＳＡＳになりやすい**特徴があることが指摘されています。

ＢＭＩは、以下の式で求められます。

**BMI ＝ 体重kg ÷（身長m）$^2$**

ＢＭＩ三〇未満の軽度肥満の患者さんが多いのも、そのためです。

ＢＭＩが二五〜三〇といえば、身長一七〇センチの方で、体重は七二・三〜八六・七kgです。

腹囲は男性で八五cm、女性では九〇cm以上が肥満の基準として採用されています。

# 減量の方法

## ●食事療法と運動療法の併用

減量の方法としては、**食事療法と運動療法**の併用が一般的です。

減量は、**一カ月に一kg程度**がおすすめです。

一カ月に五kg以上の減量は、ほとんどリバウンドがきてしまいます。

食事療法だけで体内脂肪を減少させても、リバウンドがあるために、**運動療法を併用し、脂肪を筋肉に変えることが、減量の効果を長持ち**させます。

## ●漢方の利用

「防風通聖散」という漢方薬はドラッグストアでも購入できますが、保険適用になっています。

**病院で診察を受け、処方をしてもらいましょう。**

## 持続的陽圧呼吸（ＣＰＡＰ《シーパップ》）療法

現在、もっとも効果のある方法として普及しているのが、**ＣＰＡＰ（シーパップ）療法**です。

この治療法は、睡眠時にホースのついたマスクを装着し、装置から一定の圧力をかけた空気を送ることで気道を広げ、無呼吸や低呼吸を防ぎます。

この治療によって、安定した酸素の供給を行うことができます。

ＣＰＡＰ治療が保険適用になるのは、ＰＳＧ検査で無呼吸・低呼吸指数（ＡＨＩ＝睡眠中一時間あたりの無呼吸と低呼吸の合計回数）が二〇以上の場合です。

ただし、**ＡＨＩが二〇未満でも、居眠りなどの自覚症状がある、すでに高血圧、脳血管障害、虚血性心疾患などの症状のある場合は保険治療の対象**になります。

## 〈 CPAP療法の原理 〉

### CPAPの働き

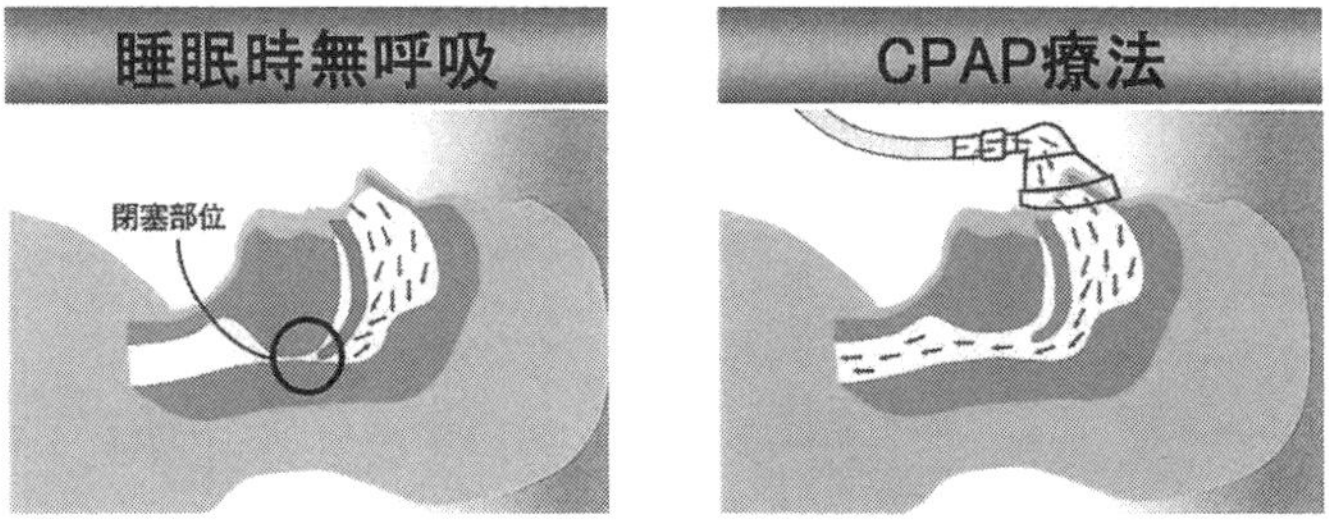


CPAPは鼻マスクを介して、一定陽圧の
空気を送り込み、上気道を広げます。

著者発表資料より引用

ＣＰＡＰ治療開始後一カ月は、治療効果やＣＰＡＰの装着状況を見るために、対面診療が必要です。しかし、**入院の必要はなく、自宅で継続的にできる**治療法です。三割負担の場合、月々約四、五〇〇〇円前後の自己負担でこの治療を受けることができます。

## オートCPAP療法

オートＣＰＡＰは、いびき、無呼吸、低呼吸などの睡眠呼吸障害を機械が感知し、気道を押し広げる圧力を自動的に調節して

## 〈CPAP治療データ遠隔転送システム〉

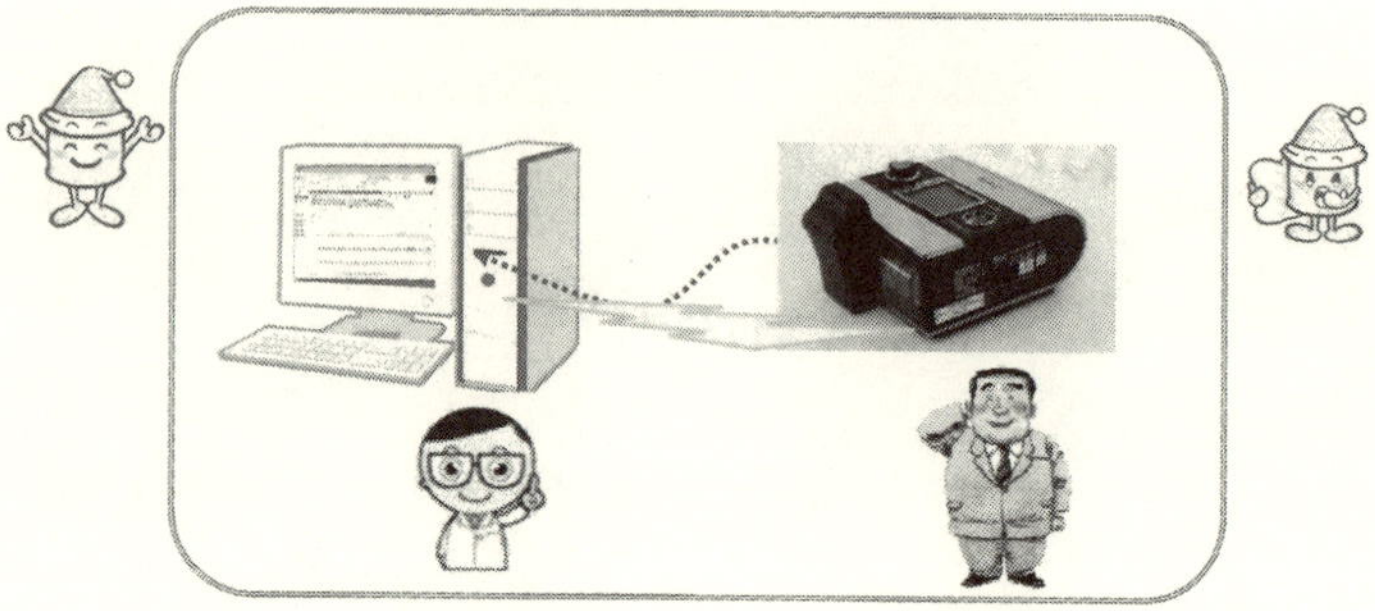

著者発表資料より引用

くれます。

お酒を飲んだ日や寝ているときの姿勢、またその日の体調によっても気道の閉塞状態は変化し、必要な空気の圧力も変わります。

オートCPAP治療は、こうした変化にも対応し、適切な治療圧を自動的に設定します。

これらの治療データは、遠隔転送システムによってデータセンターに送られます。医療機関がデータセンターにアクセスして、患者さんの使用状況とデータを確認することができる仕組みです。

## ＣＰＡＰ治療が困難なケース

**重症の鼻づまりや、鼻マスクによる圧迫や違和感がとれない場合は、**治療の継続が難しくなります。

ＣＰＡＰの装着によって、鼻粘膜の乾燥、うっ血、鼻づまり、鼻出血がみられることがあります。

専用の加湿器、ステロイドの吸入、鼻腔内噴霧、抗ヒスタミン剤の服用などを併用することで、ほとんどが解消されます。

ただし、**鼻づまりの中でも鼻ポリープや鼻中隔湾曲症などの症状がある場合は、ＣＰＡＰ治療を行う前に耳鼻咽喉科での治療が必要**になります。

マスクをつけたままで、本当にぐっすり眠れるだろうかと、最初は不安に思う患者さんも多いようです。

個人差はありますが、CPAPを実際装着してみると、「その日からぐっすり眠れてスッキリした目覚めが体験できた」「日中の眠気もなくなり、快適に過ごせるようになった」という声が多く聞かれます。

使い始めには違和感があっても、すぐに慣れる方が多いようです。

## 気道の閉塞状態を改善する外科的治療

睡眠時に閉塞し、無呼吸やいびきの原因となる気道の部分を、正常な状態に戻す外科的治療があります。

外科手術が選択される場合は、いくつかあります。

子どものいびきで、咽頭扁桃（アデノイドとも呼ばれる喉の奥にあるリンパ組織）や、扁桃腺の肥大が閉塞の原因である場合は、外科手術が第一の選択肢となります。

**子どものSASは、成長ホルモンの分泌低下による成長障害など、心身ともに重大な問題を引き起こす**ので、積極的に治療をする必要があります。

成人でも、若くて痩せているにもかかわらず、アデノイドや扁桃腺、口蓋垂などが肥大しているなど、いびきの原因が明らかな場合には、外科手術も有効な選択です。

SASやいびきの治療で広く行われている外科手術として、口蓋垂軟口蓋咽頭形成術（UPPP）とレーザーによる手術（LAUP）があります。

## マウスピース治療

**症状が重度でない場合は、マウスピースを使用**する場合もあります。

マウスピースで下あごを前方に出すと、**気道が確保されるので、いびきや無呼吸を防ぐことができます。**

この治療法の一番のメリットは、口の中に装着するだけという手軽さにあります。ＣＰＡＰ治療に比べて使い方が簡単ですし、外科治療よりも体への負担が少なく、長期間にわたり使用できます。

ＣＰＡＰ治療と併用し、出張時などには、マウスピースを使用する方もおられます。

ただし、以下のような症状がある患者さんには適用できません。

☑高齢者で歯が少ない
☑歯がぐらついている
☑あごの関節に痛みや障害がある
☑鼻アレルギーなどで鼻づまりがある
☑咽頭の肥大が激しい

マウスピースは、二〇〇四年四月から保険適用になっています。標準タイプのもので、一〜二万円（三割負担）程度です。

## 舌下神経電気刺激療法

舌下神経電気刺激療法は、閉塞性睡眠時無呼吸症候群（ＯＳＡＳ）の新しい治療法で、眠っている間に**気道をふさいでいる舌下を微弱な電気刺激で動かし、気道を広げ、空気を取り込める**ようにします。

あごの下の気道や舌の神経や筋肉を扱うため、この手術はかなりの熟練を要し、耳鼻咽喉科や頭頸部外科の専門医によって行われます。

この療法が適用になるのは、基本的に次のような方です。

☑ 一八歳以上

☑高度の肥満ではない（BMIが三〇未満）
☑CPAP療法が継続困難
☑無呼吸・低呼吸指数（AHI）二〇以上
☑閉塞性睡眠時無呼吸症候群
☑扁桃肥大等の重度の解剖学的異常がない
☑薬物睡眠下での内視鏡検査で不適当と診断されていない
☑中枢性無呼吸の割合が二五％以下

**※持病など他の理由で手術ができない場合もあります。**

この療法は、二〇二一年六月に保険適用になっています。CPAP治療と違って、事前の内視鏡検査や、全身麻酔による手術と切開、埋め込みのため、一週間程度の入院が必要です。

専門医の説明をよく聞いて、手術によるリスクや、術後の生活など、分からないことは遠慮せずにたずねるようにしましょう。

# 10章

# ぐっすり眠ってスッキリ目覚めるために

## 生活習慣を見直す

ぐっすり眠ってスッキリ目覚めるために、次のことを心がけてみましょう。

**●毎日同じ時間に寝る、起きる。休日も同じリズムで**

休日の寝だめは、朝の光を浴びることができないため、体内時計を遅らせる原因になります。

**●朝起きたらカーテンを開け、太陽の光を見つめて体内時計をリセット**

朝の太陽光は、目の網膜から脳の視交叉上核に伝わり、体内時計を二四時間にリセットします。

**●夕食は就寝の四時間前までに**

食べたものを消化するには、三〜四時間かかります。寝る直前に満腹な状態だと、眠っている間も消化器官が働き、眠りの質を落としてしまいます。

**●コーヒー、紅茶、カフェイン入りの飲み物は、午後三時までに**

カフェインは覚醒作用があり、その作用が半減するのはおよそ二〜八時間と言われています。カフェインが残っていると、寝つきが悪くなります。

**●アルコールは就寝四時間前までに**

寝る直前までアルコールを飲んでいると、夜中にアルコールの血中濃度が下がり、中途覚醒の原因になります。

**●日中眠くなったら、ウォーキングやストレッチをする**

夜の眠りのためには、昼と夜のメリハリをつけたほうがよく、日中の運動はよく眠るためにも重要です。

●昼寝をするなら一五～二〇分まで

長い時間の昼寝で、夜眠れなくなることもあります。どうしても眠いときには、短時間の仮眠にします。

## 眠りやすい環境を整える

質のよい睡眠をとるためには、昼と夜のメリハリをつけることが大切だと言われています。

夜の照明はできるだけ暗くした方が、睡眠ホルモンのメラトニンが分泌されます。

●部屋を暗くする＝カーテンを閉め、眠るまで、照明はできるだけ暗くする

●快適な温度・湿度を保つ＝夏は二五℃前後　冬は一八℃前後にし、朝まで同じに

するのが理想

●寝具を整える＝自分に合ったマットレスや枕にする

●眠くなるまでベッドに入らない

●眠るときは、真っ暗にするのが理想。真っ暗が不安なら、光が目に直接入らないフットライトなどにする

●静かな環境にする。必要なら耳栓を使う。ベッドを窓からできるだけ離す

●ベッドに入っても眠れなかったら、いったんベッドから出てまた眠くなるまで待つ

## 睡眠前にリラックスする

眠る前は、心身の緊張をほぐしてリラックスし、眠りにつきやすい状態にしましょう。

自分にあったリラックスの方法を続けましょう。

●寝る二〜三時間前にぬるめのお風呂に入る（三八〜四〇℃で一五〜二〇分ほど）
●静かな音楽を流す
●好きな癒し系の動画を見る

## 理学療法士さん、おススメのリラックス法

**【口すぼめ深呼吸でリラックス】**

息を吸うときは交感神経、吐くときは副交感神経にそれぞれ支配されています。口をすぼめてしっかり息を吐く深呼吸で、副交感神経を働かせリラックスすることができます。

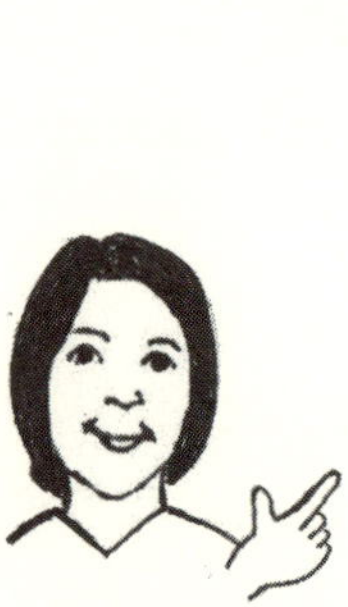

眠る前にはもちろん、仕事をしながら、家事をしながら、お風呂に入りながら、歩きながら……

いつでも、どこでもリラックス。

〈やり方〉

1　鼻から軽く息を吸います。

2　口をすぼめ、おなかを巻き上げる感じでゆっくり、やさしく息を吐き切りそのまま五つ数えます。

3　上半身の力を抜きます（鼻から自然に空気が入ってきます）。

2〜3をくりかえします。

〈ポイント〉

最後までゆっくり、やさしく息を吐き切ります。

しっかり吐き切った状態で上半身の力を抜けば、空気は自然に鼻から入ってきます。

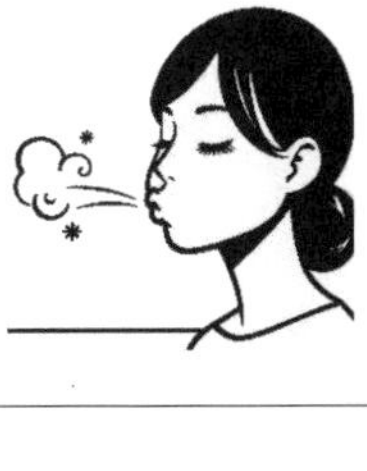

〈効果〉 緊張や興奮がおさまりリラックスします。
睡眠に必要なセロトニンの分泌を促します。
他にストレスや便秘の解消、下腹部の引き締めにも効果抜群です。

**【背中の緊張をとって眠る前に全身リラックス】**

・用意するもの　　バスタオル二枚

**●巻いたバスタオルの上で深呼吸**

1 バスタオル二枚を重ねてしっかり巻き、長い筒状にします。
2 枕の下に置きます。
3 両膝を立て、尾てい骨から背中、首筋を、丸めたバスタオルの上にのせて、仰向けに寝ます。
曲げた膝と膝の間は、拳一個分くらいにします。
4 手のひらを上にして両手を軽く広げて伸ばし、丸めたバスタオルに背中をあずけるようにして、力を抜きます。

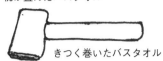

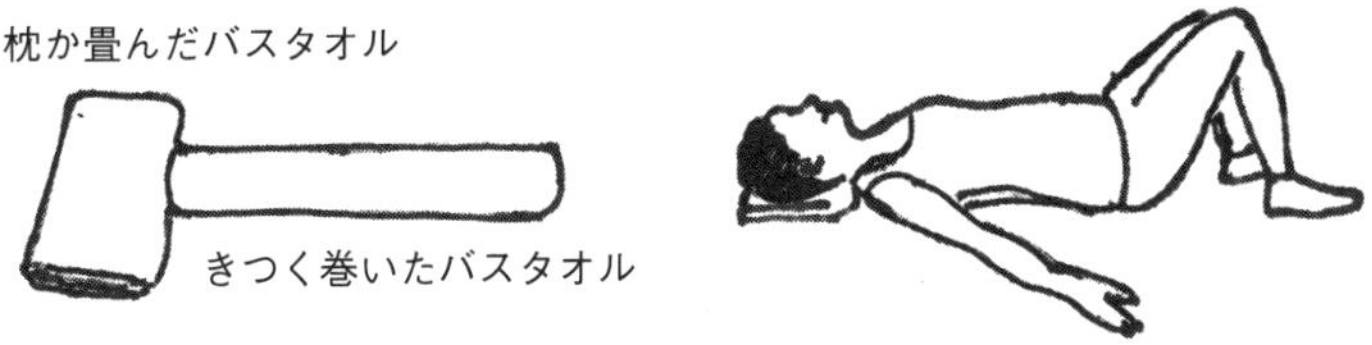


膝を立て
巻いたバスタオルの上に、尾てい骨、背中、首を乗せ仰向けになります

5　そのまま、五〜一〇分ゆっくりと深呼吸をします。

（前にご紹介した口すぼめ深呼吸ならもっといいですね）

**●巻いたバスタオルなしで深呼吸**

仰向けが苦しくなければ、タオルを使わなくても大丈夫です。

1　両手、両足を広げ、大の字になり仰向けに寝ます。

2　両手、両足の力を抜きます。

3　力をぬいたまま五〜一〇分、深呼吸をします。

**●横向きになって深呼吸**

ＯＳＡＳなどで、仰向けの姿勢が苦しい場合は、横向きでも大丈夫です。

1　片方の足は軽くまげ、もう一方の足はまっすぐにします。

2　両手は、楽な位置におきます。

3　からだの力を抜いて、五～一〇分深呼吸をします。
〈効果〉　巻いたバスタオルの上にのることで、背中の正中ラインが感じやすくなります。

身体がまっすぐになっているイメージに気づきやすくなります。

身体がまっすぐになると、呼吸がしやすくなります。

首筋、背中の緊張がゆるみ、リラックスします。

協力：総合東京病院　リハビリテーション科　理学療法士　杉山春美先生

## 日中の仮眠の効用

健康なヒトの体温は起床前にもっとも低く、しだいに上がり、一四時頃少し下がり、夕方にかけてもっとも高くなります。そして、夜から明け方にかけてだんだん下がっていきます。日中、眠くなるのは食事をしたからと言われてきましたが、食事をしなくても、体温の下がる一四時頃眠くなるのです。

スペインなどの国では、昔から「シエスタ」と呼ばれる昼寝の習慣があります。午後一時頃から夕方四時まで、店舗や企業では営業時間外としています。

日中眠くなり、パフォーマンスが下がるのは、ヒトとして自然な生理現象だと考えられています。実際、眠気をこらえて仕事を続けるよりも、一五～二〇分程度の仮眠なら、かえってパフォーマンスが上がることも実証されています。

これまで、不眠症などを抱えている人の昼寝は、避けるべきとされてきました。夜眠れなくなるからという理由でした。確かに、三〇分以上も深いレム睡眠で眠ってしまうのは、夜の眠りに影響を与える可能性はあります。

ただ、一五～二〇分程度の仮眠は、寝不足を補うための睡眠ではありません。日中のエラーや事故を減らす、病気を予防するのが目的で、予防的仮眠という位置付けです。

体温が低くなり眠いという脳からの信号は、睡眠の条件が整ったという合図でもあるのです。不眠症のあるなしに関わらず、一五〜二〇分の仮眠であれば、夜の睡眠には影響しないと考えられています。

社会心理学者のジェーム・マース氏は、昼間の短い仮眠を「パワーナップ」と名付け、その効用を説きました。そのため、米国では日中の仮眠を取り入れる企業が出てきました。日本でも、大手企業の中には、仮眠を制度として導入し、専用のブースを設けているところもあります。

## ぐっすり昼寝は脳に悪い

実は、日中に仮眠をすれば眠気もとれて、集中力も上がるというわけではありません。仮眠の長さがどれくらいかによって、体によいか悪いかは異なるようです。

三〇分以上の仮眠だと、深い眠りに入ってしまう可能性があります。ノンレム睡眠の深い眠りの途中で起きなければならず、目ざめが悪くなります。無理に起きると睡眠慣性による寝ぼけた状態になります。

高齢者にとってはもっと深刻で、国立精神・神経医療研究センターのアルツハイマー患者とその配偶者の「昼寝の習慣と認知症　発症リスク」の興味深い解析があります。

「三〇分未満の昼寝」をする人は、「昼寝の習慣がない」人と比べて、認知症の発生率は、七分の一でした。ところが「一時間以上昼寝をする」人は「昼寝の習慣がない」人に比べて約二倍の発症率だったのです。

ちょっと眠るつもりが、三〇分以上も寝てしまうというのは、すでに何らかの病気を抱えている可能性もあります。

また、眠る姿勢によっても、睡眠のリズムと質は変わると言われています。

様々な研究の報告をあわせて考えると、仮眠をとるなら「二〇分以内」がよさそうです。

## よい仮眠をとるための姿勢

仮眠のコツは、体がぴくぴくしたり、眼球が動いたりするレム睡眠の間に目覚めることです。

これは眠る姿勢が重要で、座って頭を固定した状態がベストです。

左図のように、机にうつ伏せになる、あるいはヘッドレストのある椅子で頭を固定します。

ただし、ベッドで横になってしまうと、深いノンレム睡眠に入り込んでしまい、スッキリと目覚めるのが難しくなります。

〈 仮眠の姿勢 〉

**Good！**

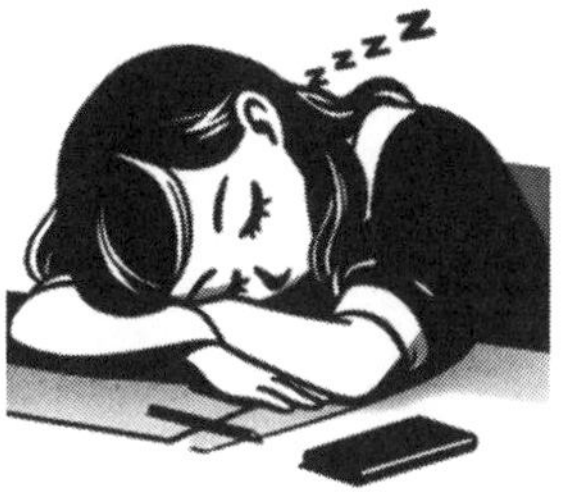

机にうつ伏せ

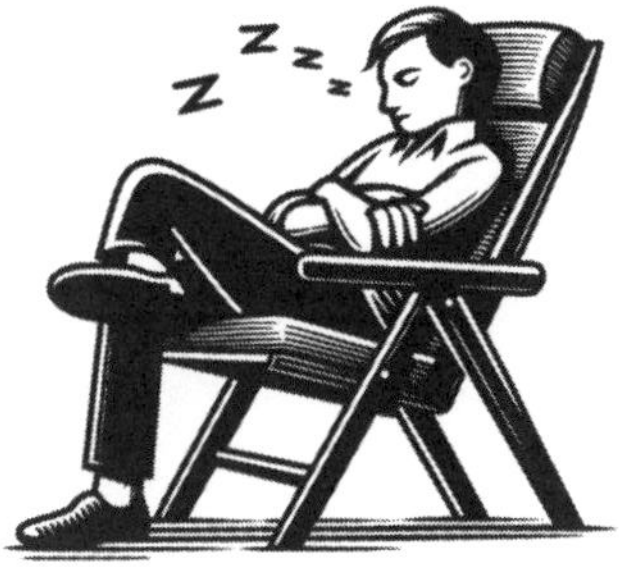

ヘッドレストの
ある椅子

**NG！**

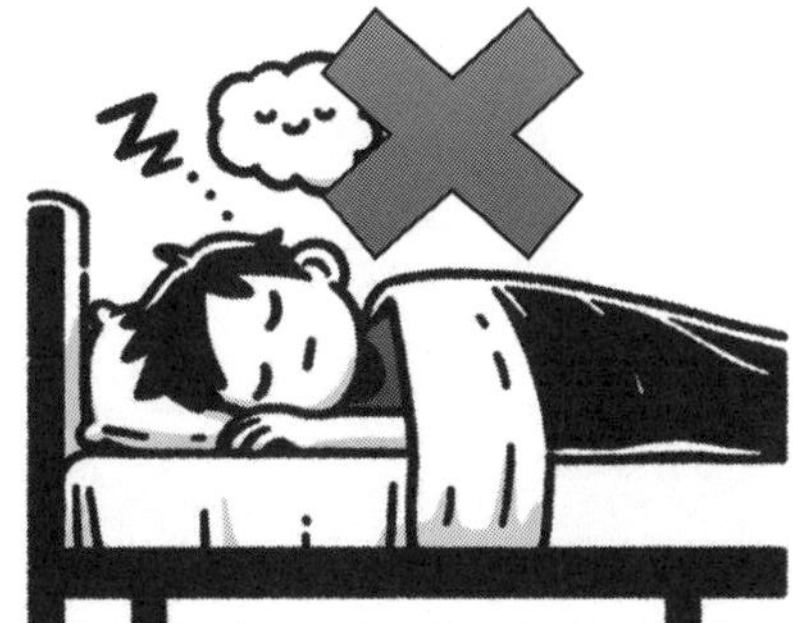

ベッドで横になる

出典：睡眠と環境(J. Sleep and Environments)18(1), 2024より　作図

## 仮眠からスッキリ目覚めるコツ

寝ぼけを防ぎ、仮眠からスッキリ目覚めるにも、いくつかのコツがあります。

### 仮眠の前にタイマーをセットする

目覚める前に、タイマーを一五～二〇分にセットしておくのは、いい方法です。
仮眠用のスマホアプリも利用してみましょう。

### 仮眠の後にすること

・顔を洗う
・明るい光を浴びる
・アップテンポの音楽を聴く

〈 仮眠はこれでスッキリ！　4つの方法 〉

## 仮眠の前

タイマーを15～20分に
セットして眠る

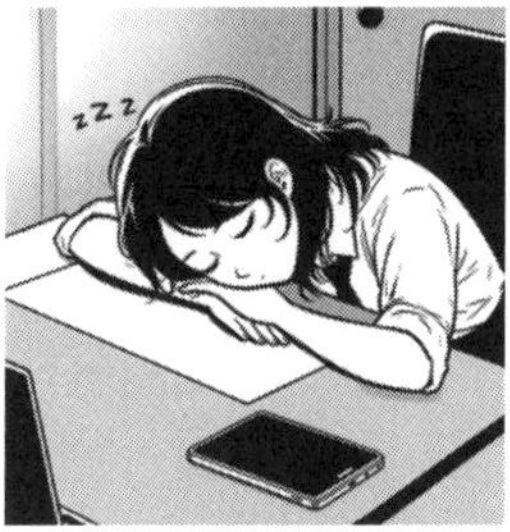

## 仮眠の後

洗顔をする

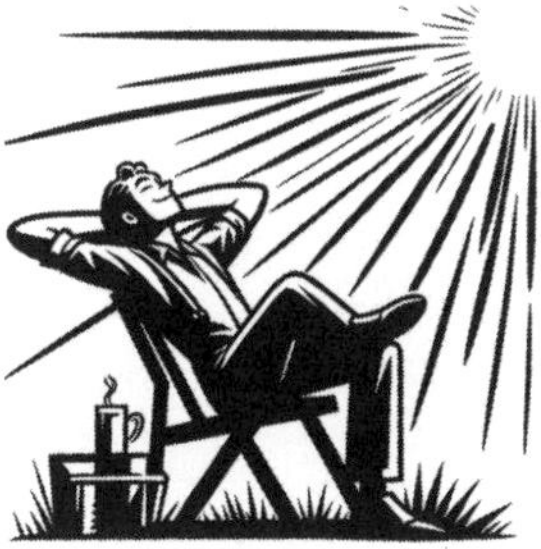

明るい光を浴びる

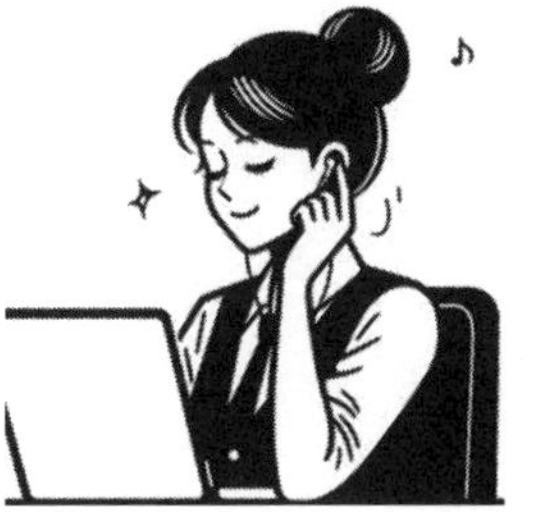

アップテンポの音楽を聴く

文献：Clinical Neurophysiology, 114:2268-2278, 2003. Sleep and Biological Rhythms 2:184-191, 2004. より作図

**コラム**

## ●オーダーメイド「まくら」と「マットレス」　非接触身体計測データで作成

一章で触れましたが、二刀流で知られる大リーガーの活躍の裏には、十分な睡眠と睡眠環境がありました。

一五六六年創業、四五九年続く寝具メーカーでは、その人に合ったオーダーメイドの「まくら」と「マットレス」を提供しています。

いずれも、非接触型寝具測定システム［ピマピッタ PI＋MA PITTA］で、体を計測し、それに合わせてその人に最適な枕の高さやマットレスを作ります。

西川株式会社［エアー］

非接触型寝具測定システムのオーダーメイド「まくら」と「マットレス」
［ピマピッタ PI＋MA PITTA］
西川株式会社

**●スマホアプリとセンサー付きマットレスの連携で眠りを可視化**

睡眠アプリとセンサー付きのマットレスで、デバイスをつけずに、自律神経のバランスや無呼吸リスクの測定が可能になっています。

睡眠時間はもとより、睡眠効率、寝つきの時間、中途覚醒などを計測し、総合的に分析します。

レム睡眠、ノンレム睡眠の睡眠グラフにも対応しています。

nishikawaの睡眠アプリ〝goomo〟
［エアーコネクテッド］SXマットレスとの連携

# CPAP治療をなさった方々からの声

## 咳き込みをきっかけに受診
## CPAP治療開始から三年がすぎ、健康力が増してきたようです

（六三歳／男性　受診時六〇歳　会社員）

私は、約三年半前の二〇二一年六月に、咳き込むため呼吸器内科に通院していました。

担当の先生から、症状と喉の状態や下顎が標準サイズより小さいことから、睡眠時無呼吸症候群の可能性を指摘され、一晩かけて睡眠時の呼吸の状態を測定することを勧められました。

健康のためにと、思い切って測定することにしました。

再診の際に、測定結果から重度の睡眠時無呼吸症候群と診断されました。

担当の先生から、二〇二一年七月に睡眠時無呼吸症候群に関する権威として、松岡先生をご紹介頂きました。

早速、予約させて頂き二〇二一年七月三〇日に一人で不安と緊張の中、松岡先生をお訪ねしたのを覚えています。

当日は、肺の精密検査や睡眠時の呼吸状態の測定検査を受けました。

後日、松岡先生から検査結果のご説明を受け、治療要とのご判断でＣＰＡＰによる治療が開始されました。

治療前は、夜中に呼吸が何度か止まるため、熟睡感がなく疲労感が抜けにくく、日中に突然眠気が現れたりしていました。

ＣＰＡＰによる治療が開始されてからは、睡眠前に「熟睡できるのか」、「夜中に目が覚めてしまわないか」、「突然の眠気に襲われないか」など、日々抱えていた不安材料が治療の経過とともに薄らいでいきました。

先生からＣＰＡＰの測定値等から判断された診断結果を伺うと、毎回「結果良好ですよ」とお答え頂き、先生のおかげで安心感を得られ健康体を維持できることに喜びを感じるとともに、先生への感謝の気持ちがわいてきます。

治療開始から約三年が過ぎましたが、毎朝気持ちよく起きられる日が多くなり、日中も仕事に集中できる時間が増えて、健康力が増した気がしています。

もし、私の周囲に同様な症状で困っている人を見かけたら、専門医の診断を受け、適切な治療により健康な体を取り戻すことを勧めたいと思います。

## ＣＰＡＰ治療をうけて一〇年
## 接待続きの毎日の中、還暦を期に受診　ＡＨＩ六〇の重症睡眠時無呼吸症候群
## そのままにしていたら、定年まで元気に勤められたかどうかわかりません

（七二歳／男性　受診当時六二歳　商社勤務）

私が検査を受けたのは、一〇年前のことでした。

当時勤めていた商事会社の本社が新大手町ビルにあり、同じビルの一階に東京クリニックがありました。

現役時代は、毎日接待でお酒を飲んでいましたが、睡眠時無呼吸症候群の自覚はありませんでした。ただ、家族からは疲れているときのいびきが強いとは言われていました。

最初は女性の先生がご担当でしたが転勤になり、松岡先生の診察を受けることになりました。

松岡先生から、私の体形は睡眠時無呼吸症候群の可能性があるので、検査を受

けたら、と勧められました。

江古田の総合東京病院で、一泊し検査を受けました。

その結果、一時間に六〇回も呼吸が停止していることが分かりました。一時間に無呼吸か低呼吸（ＡＨＩ）が五回以上あれば、閉塞性無呼吸症候群と診断されるそうですが、私はその一〇倍以上。

松岡先生に「最重症の睡眠時無呼吸症候群です」と診断されました。

すぐに、ＣＰＡＰ治療を受けることになり、一〇年になります。

治療によって、まったくいびきをかかなくなり、睡眠が深くなりました。そのおかげで、体調が良くなりました。

ひどいいびきをかき、日中居眠りをし、夜眠っても疲れがとれないようだったら、迷わず検査をお勧めします。

この病気は、若くても突然死につながる場合もあるということなので、早めに対応することが大切だと思います。

私の場合は、松岡先生が私の体形を見てすぐに、睡眠時無呼吸症候群の疑いを指摘して下さり、検査に結びつきました。

松岡先生から適切なご助言を頂いたことに感謝申し上げます!

## 海外赴任をはさんで一〇年越しのCPAP装着時の圧迫感が問題

(五五歳/男性　受診時四〇歳　マスコミ勤務)

眠っているときの呼吸の乱れを家族から指摘されたのは、四〇歳頃でした。いびきと、呼吸が止まってしまう症状がありました。

受診して、睡眠時無呼吸症候群の疑いがあるとのことで、一晩入院して検査を受けました。体中にモニターをつけて眠るのですが、特に不快感はありませんでした。

検査の結果、睡眠時無呼吸症候群と診断されました。
途中海外赴任で中断はありましたが、治療を受けて一〇年程たちます。
CPAP治療で、目立った効果はあまり実感できず、よくわからないというのが正直なところです。

CPAPの装着時に感じる圧迫感は、安眠を妨げているように思います。よっぽど眠気を強く感じない限りは、付けると睡眠が浅くなるのが問題だと思っています。

**自覚症状はまったくなかったのですが、睡眠時無呼吸症候群と診断されCPAP治療を始めて四年がたちました**

（七七歳／男性　受診時七三歳　自営業）

受診したのは、約四年前、七三歳頃、学校の先輩の医師に肺気腫と伝えたとこ

ろ、睡眠時無呼吸症候群の検査を勧められました
いびきやよく眠れないなどの自覚症状はありませんでした。

一泊入院して色々なコードを着けて、呼吸と睡眠の状態を計測して頂きました。そのままだと眠れないので、導眠剤を飲んでぐっすり寝ることができました
検査の結果、睡眠時無呼吸症候群だと診断され、ＣＰＡＰをつけて寝るという治療をすることになりました。

治療を続けて約四年になりますが、自覚症状は全く変わりません。
睡眠時無呼吸症候群は、潜在的な患者さんが多いと言われますが、そのような方には、まず検査をして睡眠時無呼吸症候群であるかを病院でチェックし、もしそうであればＣＰＡＰをお勧めします
初めてＣＰＡＰをつけたとき、眠りにつくのは難しいですが、そのうちに慣れると思います

## 還暦を期に睡眠時無呼吸外来を受診
## 耳鼻科で鼻中隔矯正術を受け、ＣＰＡＰ治療を併用四年
## 心筋梗塞や脳梗塞の心配もなく運動を続けています

（六四歳／男性　受診時六〇歳　アルバイト）

松岡先生に初めて診て頂いた当時は、外国銀行の東京支店に勤務していました。定年退職後の現在は、郵便局でアルバイトをしています。

還暦を過ぎたことをきっかけに、身体のことを顧みるようになりました。気にかかっていたのは、以前から、家族に指摘されていた就寝中のいびきと呼吸が止まることでした。それまでは仕事優先の生活でしたが、思い切って無呼吸症候群外来を受診することにしました。

検査は、就寝中の呼吸状態と、頸動脈のエコーでした。

その結果、閉塞性睡眠時無呼吸症候群と診断され、就寝中にＣＰＡＰを装着す

るようになりました。

ＣＰＡＰ治療を受けて三年たちます。

ＣＰＡＰの装着時には、呼吸は止まることはなくいびきはなくなりました。

また、耳鼻科で鼻中隔矯正術を合わせて受けたため、ＣＰＡＰを装着しない場合でも以前より、いびきと無呼吸の頻度は減りました。

睡眠時無呼吸症候群を放置すると、呼吸器官や血管にダメージを及ぼす可能性があると聞きました。気づかないで生活なさっている方に、まずは、検査を受けることをお勧めします。

私はスポーツが好きで、今でも激しい運動をします。

専門医に定期的に診て頂くことにより、心筋梗塞や脳梗塞などの心配もなく、安心して運動を続けています。

# おわりに

睡眠不足大国、日本。

他の国々の人と違って、日本人は不眠が病気だという認識が薄く、なかなか受診をしない傾向があります。

睡眠時無呼吸症候群をはじめとする睡眠障害、不眠による頭痛や、体の不調は、診察を受け、適切な治療を受けることで改善していきます。

そのことをお伝えしたいという思いで、本書をまとめました。

私が今も臨床に携わっていられるのは、医療法人社団葵会理事長新谷幸義先生のお力の賜物です。

また、毎週末、東京都中野区の総合東京病院（院長渡邊貞義先生）の睡眠時無呼吸外来での経験が、本書につながっています。

お二人には、この場をお借りして、改めてお礼申し上げます。

そして、ＫＫロングセラーズの皆様、編集に協力頂いた方々にお礼申し上げます。

本書が不眠に悩む方々の受診のきっかけになり、皆様の心地よい眠りと目覚めにつながれば望外の喜びです。

二〇二五年　三月陽春

松岡　健　拝

# 用語集

Social Jetlag　ソーシャルジェットラグ　社会的時差ボケ
休日の寝だめなど、平日と休日の起床時間や就寝時間がずれて、体内時計が乱れ、時差ボケのような状態になること。

睡眠《すいみん》負債《ふさい》
毎日の睡眠不足が借金のようにたまっていくこと。それによって心身の健康に悪影響を及ぼし、慢性疲労や集中力の低下を引き起こす。

Rapid Eye Movement Sleep　レム睡眠
夢を見やすい睡眠サイクルの一部。眼球が急速に動き、体がリラックスしている状態で、記憶を整理して覚えやすくする。

Non-Rapid Eye Movement Sleep　ノンレム睡眠
深い眠りの睡眠サイクルの一部。脳が休んでいる状態で、一時的な記憶を長期的な記憶にする。成長ホルモンが分泌され体の修復と回復が進む。

**Glymphatic System**　グリンパティックシステム

脳内の老廃物を掃除するシステム。特にノンレム睡眠（中でも最も深い段階のノンレム睡眠を徐波睡眠という）中は間質腔が広がり、日中より脳脊髄液が多く流れ込み、アミロイドβなどの老廃物を洗い流す。

**SAS（Sleep Apnea Syndrome）**　睡眠《すいみん》時《じ》無《む》呼《こ》吸《きゅう》症候群《しょうこうぐん》

睡眠障害の一つで、睡眠中に無呼吸や低呼吸を繰り返す病気。

**OSA（Obstructive Sleep Apnea）**　閉塞性《へいそくせい》睡眠《すいみん》時《じ》無《む》呼吸《こきゅう》

睡眠中にのど（上気道）がふさがり、一時的に呼吸が止まること

**OSAS（Obstructive Sleep Apnea Syndrome）**　閉塞性《へいそくせい》睡眠《すいみん》時《じ》無《む》呼《こ》吸《きゅう》症候群《しょうこうぐん》

ＳＡＳのうち、ＯＳＡ（閉塞性無呼吸）を伴い、大きないびきを特徴とする病気。

CSAS（Central Sleep Apnea Syndrome）　中枢性睡眠時無呼吸症候群《ちゅうすうせいすいみんじむこきゅうしょうこうぐん》

ＳＡＳのうち、呼吸をコントロールしている脳の中枢が働かなくなり、いびきを伴わず、しばしば呼吸が止まる病気。

「STOP-Bang」リスクスコア　ストップ―バング　リスクスコア

ＯＳＡの簡易質問票。八問のうち、三つ以上「はい」があると、ＯＳＡである可能性が高い。

AHI（Apnea Hypopnea Index）　無呼吸低呼吸指数《むこきゅうていこきゅうしすう》

睡眠一時間あたりの無呼吸と低呼吸の回数を足した数。これによって、睡眠時無呼吸の重症度を判定する。

PSG（Polysomnography）検査　ポリソムノグラフィー検査

睡眠障害があるかないかを、正確に診断するための精密検査。からだに機器を一晩つけて、眠っている間のいびきや脳波、呼吸、心拍数、血中酸素濃度などを測る。

**CPAP（Continuous Positive Airway Pressure）療法　シーパップ療法**

睡眠《すいみん》時《じ》無《む》呼《こ》吸《きゅう》症候群《しょうこうぐん》（ＳＡＳ）の治療法。鼻に付けたマスクから、陽圧をかけた空気をふさがった気道に送り込み、空気の通り道を確保する治療法。

## 文献


厚生労働省『健康づくりのための睡眠ガイド 2023』https://www.mhlw.go.jp/content/001305530.pdf
睡眠時無呼吸症候群(SAS)の診療ガイドライン作成委員会『睡眠時無呼吸症候群(SAS)の診療ガイドライン2020』 江南堂 2020
クリスティアン・ベネディクト他『熟睡者』サンマーク出版 2023
尾身 茂『1100日間の葛藤 新型コロナ・パンデミック 専門家たちの記録』日経BP 2023
白濱 龍太郎『図解睡眠時無呼吸症候群を治す最新治療と正しい知識』日東書院 2015
内田 直『安眠の科学』 日刊工業新聞社 2013
巽浩一郎『いびきはからだの赤信号』保健同人社 2009
裴 英洙『一流の睡眠「MBA×コンサルタント」の医師が教える快眠戦略』ダイヤモンド社 2016
田中俊一『45歳からは「眠り方」を変えなさい』文響社 2018
和田秀樹『シン・老人力』小学館 2023
林(高木)朗子他『「心の病」の脳科学 なぜ生じるのか どうすれば治るのか』講談社 2023
西野精治『スタンフォード式 最高の睡眠』サンマーク出版 2017
松岡 健『なぜよい睡眠は心臓病や脳卒中を遠ざけるのか』総合東京病院市民公開講座 2024
中原 泉『平成の歯科教育改革』一世出版株式会社 2023
角谷リョウ『一日の休息を最高の成果に変える睡眠戦略』PHP 2024
成井浩司『意外とこわい睡眠時無呼吸症候群』講談社2007
上田泰己『脳は眠りで大進化する』文藝春秋 2024
松岡 健『新型コロナウイルス完全防御マニュアル』kkロングセラーズ 2022
松岡 健『信州松本 赤ひげ先生心得帖』kkロングセラーズ 2024
「頭痛の診療ガイドライン」作成委員会『頭痛の診療ガイドライン2021』医学書院 2021

# 文献

石井雄太著『野球翔年Ⅱ　MLB編2018-2024　大谷翔平　ロングインタビュー』文藝春秋　2024
職域における睡眠時無呼吸症候群(SAS)の早期発見・早期治療の意義：日職災医誌, 66：1-10, 2018睡眠時無呼吸症候群(SAS)の疫学：日内会誌　109：1059～1065, 2020
亀井 雄一他　子どもの睡眠　保健医療科学 2012 Vol.61 No.1 p.11-17
Takeshi M, et al. Sleep disordered breathing, short sleep duration, and non-restorative sleep　Respir Investing. 2019 May;57(3):227-237. doi: 10.1016/j.resinv.2019.01.008.
Xie, L. et al., Sleep drives metabolite clearance from the adult brain. Science, 2013. 342: p. 373-377.Science. 2013 Oct 18;342(6156):10.1126/science.1241224. doi: 10.1126/science.1241224
Jenkins, J. G. et al "Obliviscence during sleep and waking　"The American Journal of Psychology, 35(4), 605-612. 1924　https://doi.org/10.2307/1414040
Kensuke Y, et al, "Information maximization explains state-dependent synaptic plasticity and memory reorganization during non-rapid eye movement sleep", https://doi.org/10.1093/pnasnexus/pgac286
D Dawson, et al. Fatigue, alcohol and performance impairment, Nature. 1997 Jul 17;388(6639):235. doi: 10.1038/40775.
Chung F, et al：STOP Questionnaire：a tool to screen patients for obstructive sleep apnea.　Anesthesiology 2008；108：812-821
C R Soldatos, et al. Athens Insomnia Scale: validation of an instrument based on ICD-10 criteria .J Psychosom Res. 2000 Jun;48(6):555-60. DOI: 10.1016/s0022-3999(00)00095-7
Shahrad T, et al. Short sleep duration is associated with reduced leptin, elevated ghrelin, and increased body mass index.　PLoS Med. 2004 Dec;1(3):e62. doi: 10.1371/journal.pmed.0010062.
Miyamoto M et al. Unrefreshing sleep and daytime sleepiness contributing to complaints of morning headaches in sleep apnea syndrome patients. Sleep Biol Rhythms 1: 117-119, 2003Sleep Biol

Rhythms 2003;1:117-119.
宮本雅之 睡眠障害と頭痛. 日頭痛会誌 2010;37:21-25
宮本 雅之他 頭痛と睡眠障害 臨床神経 2014;54:991-993
宮本雅之 頭痛疾患における睡眠障害とその対策 神経治療 35：556-560, 2018
Fumihiko S. et al. A study to investigate the prevalence of headache disorders and migraine among people registered in a health insurance association in Japan. J Headache Pain. 2022 Jun 23;23(1):70. doi: 10.1186/s10194-022-01439-3.
Lovati C et al. Sleep, headache and sleep breathing disturbances: a polysomnographic study. Neurol Sci. (2020) 41:473-4. 10.1007/s10072-020-04663-4
Ferini-Strambi, et al. Sleep disorder-related headaches. Neurol Sci. (2019) 40:107-13. doi: 10.1007/s10072-019-03837-z.
J-M Petit, et al. Brain glycogen metabolism: A possible link between sleep disturbances, headache and depression. Sleep Med Rev. 2021 Oct:59:101449.doi: 10.1016/j.smrv.2021.101449.
Glymphatic System Dysfunction: A Novel Mediator of Sleep Disorders and Headaches Front Neurol. 2022 May 19:13:885020. doi: 10.3389/fneur.2022.885020. eCollection 2022.
Clayton V, et al. Circadian Rhythm Dysregulation and Restoration: The Role of Melatonin Nutrients. 2021 Sep 30;13(10):3480. doi: 10.3390/nu13103480
Ferenc O Jr, et al. GHRH and sleep. Sleep Medicine Reviews Volume 8, Issue 5, October 2004, Pages 367-377. doi: 10.1016/j.smrv.2004.03.005.
Adam V B, et al. Estimation of the global prevalence and burden of obstructive sleep apnoea: a literature-based analysis Lancet Respir Med. 2019 Aug;7(8):687-698.doi: 10.1016/S2213-2600(19)30198-5.
Kathryn J R. Assessment of Circadian Rhythms. Neurol Clin. 2019 Aug;37(3):505-526. doi: 10.1016/j.ncl.2019.05.001

## 文献

Wenyu H, et al. Circadian rhythms, sleep, and metabolism. J Clin Invest. 2011 Jun;121(6):2133-41. doi: 10.1172/JCI46043.

Anna C B, et al. Evaluation and management of children with obstructive sleep apnea syndrome. Lung 198(2):257-270, 2020. doi:10.1007/s00408-020-00342-5

Gulotta G, et al. Risk factors for obstructive sleep apnea syndrome in children: state of the art. Int J Environ Res Public Health 16(18):3235, 2019.doi:10.3390/ijerph16183235

坂本菊男他　女性の閉塞性睡眠時無呼吸症候群の臨床的検討；耳鼻臨床　99:2;133〜137, 2006

Maria R B, et al. Sex differences in obstructive sleep apnoea. Eur Respir Rev. 2019 Nov 6;28(154):190030. doi: 10.1183/16000617.0030-2019

Gulotta G, et al. Risk factors for obstructive sleep apnea syndrome in children: state of the art. Int J Environ Res Public Health 16(18):3235, 2019.doi:10.3390/ijerph16183235

Gordon E C, et al. Acute cardiopulmonary failure from sleep-disordered breathing Chest2012 141:798 808　doi: 10.1378/chest.11-1389

Takatoshi K, Sleep apnea and heart failure. J Cardiol 2012; 60 :78-85. doi: 10.1016/j.jjcc.2012.05.013

Dominik L, The importance of sleep-disordered breathing in cardiovascular disease. Clin Res Cardiol 2015;104:705-718 doi: 10.1007/s00392-015-0859-7

Matthew T N, et al. Sleep apnoea in heart failure: To treat or not to treat?　Respirology 2017; 22:217-229　doi: 10.1111/resp.12964

Min Y S, et al. Improvement of morning headache in adults with obstructive sleep apnea after positive airway pressure therapy. Sci Rep. 2023 Sep 5;13(1):14620. doi: 10.1038/s41598-023-34896-0.

José M M, et al. Association between treated and untreated obstructive sleep apnea and risk of hypertension.
JAMA 2012 May 23;307(20):2169-76.doi: 10.1001/jama.2012.3418.

Ferran B, et al. Effect of continuous positive airway pressure on the incidence of hypertension and cardiovascular events in nonsleepy patients with obstructive sleep apnea: a randomized controlled trial JAMA. 2012 May 23;307(20):2161-8. doi: 10.1001/jama.2012.4366.
Cristiano F, et al. Effect of CPAP on blood pressure in patients with OSA/hypopnea a systematic review and meta-analysis. Chest. 2014 Apr;145(4):762-771.doi: 10.1378/chest.13-1115.
Erik T, et al. Blood Pressure Response to Losartan and Continuous Positive Airway Pressure in Hypertension and Obstructive Sleep Apnea. Med 2016; 193:310-320 doi: 10.1164/rccm.201505-0998OC
Sushmita P, et al. Obstructive sleep apnea in young lean men: impact on insulin sensitivity and secretion. Diabetes Care. 2012 Nov;35(11):2384-9. doi: 10.2337/dc12-0841.
Eva L, et al. Sleep apnea and glucose metabolism: a long-term follow-up in a community-based sample. Chest. 2012 Oct;142(4):935-942. doi:10.1378/chest.11-1844.
Tetyana K, et al. Obstructive sleep apnea and incident diabetes. A historical cohort study. Am J Respir Crit Care Med. 2014 Jul 15;190(2):218-25. doi: 10.1164/rccm.201312-2209OC.
Xia W, et al. Obstructive sleep apnoea and the risk of type 2 diabetes: a meta-analysis of prospective cohort studies. Respirology. 2013 Jan;18(1):140-6.doi: 10.1111/j.1440-1843.2012.02267.x.
Elisabet M-C, et al. Effect of Continuous Positive Airway Pressure on Glycemic Control in Patients with Obstructive Sleep Apnea and Type 2 Diabetes. A Randomized Clinical Trial. Am J Respir Crit Care Med. 2016 Aug 15;194(4):476-85. doi: 10.1164/rccm.201510-1942OC.
Tanya G W, et al. A controlled trial of CPAP therapy on metabolic control in individuals with impaired glucose tolerance and sleep apnea. Sleep. 2012 May 1;35(5):617-625B.doi: 10.5665/sleep.1816.
Patrick J S Jr, et al. Upper-airway stimulation for obstructive sleep

apnea. N Engl J Med. 2014 Jan 9;370(2):139-49. doi: 10.1056/NEJ-Moa1308659.
Harneet K W, et al. Upper Airway Stimulation vs Positive Airway Pressure Impact on BP and Sleepiness Symptoms in OSA. Chest. 2020 Jan;157(1):173-183. doi: 10.1016/j.chest.2019.06.020.
Irshaad O E, et al. Alcohol and sleep I: effects on normal sleep. Alcohol Clin Exp Res.2013 Apr;37(4):539-49. doi: 10.1111/acer.12006.
Timothy R, et al. Sleep, sleepiness, sleep disorders and alcohol use and abuse. Sleep Med Rev. 2001 Aug;5(4):287-297.doi: 10.1053/smrv.2001.0162.
Bhanu P K, et al. The impact of alcohol on breathing parameters during sleep: A systematic review and meta-analysis. Sleep Med Rev. 2018 Dec:42:59-67. doi: 10.1016/j.smrv.2018.05.007.
Suzuka K, et al. Accumulated unhealthy behaviours and insomnia in Japanese dwellers with and without cardiovascular risk factors: a cross-sectional study. BMJ Open. 2022 Apr 15;12(4):e052787. doi: 10.1136/bmjopen-2021-052787
Li-Qiang Q, The effects of nocturnal life on endocrine circadian patterns in healthy adults. Life Sci. 2003 Sep 26;73(19):2467-75. doi: 10.1016/s0024-3205(03)00628-3.
Siegfried W, et al. The inner clock-Blue light sets the human rhythm. J Biophotonics. 2019 Dec;12(12):e201900102. doi: 10.1002/jbio.201900102.
Clayton V, et al. Circadian Rhythm Dysregulation and Restoration: The Role of Melatonin. Nutrients. 2021 Sep 30;13(10):3480. doi: 10.3390/nu13103480
Maiken N, et al. Neuroscience. Garbage truck of the brain. Science. 2013 Jun 28;340(6140):1529-30. doi: 10.1126/science.1240514.
Lulu X, et al. Sleep drives metabolite clearance from the adult brain Science. 2013 Oct 18;342(6156):373-7. doi: 10.1126/science.1241224
Ting Y, et al. Glymphatic System Dysfunction: A Novel Mediator of

Sleep Disorders and Headaches
Front Neurol. 2022 May 19;13:885020. doi: 10.3389/fneur.2022.885020
Helene B, et al. The Glymphatic Pathway: Waste Removal from the CNS via Cerebrospinal Fluid Transport Neuroscientist. 2017 Oct;23(5):454-465. doi: 10.1177/1073858417691030.
Natalie L.et al. Cleaning the Sleeping Brain-the Potential Restorative Function of the Glymphatic System, Current Opinion in Physiology 15 (June 2020): 1-6. doi: 0.1016/j.cophys.2019.10.020
Siegfried W, et al. The inner clock-Blue light sets the human rhythm. J Biophotonics. 2019 Sep 2;12(12):e201900102. doi: 10.1002/jbio.201900102
Leah A I, et al. The role of sleep hygiene in promoting public health: a review of empirical evidence. Sleep Med Rev. 2014 Oct 16;22:23-36. doi: 10.1016/j.smrv.2014.10.001
Patricia J. M, et al. Nighttime Drop in Body Temperature: A Physiological Trigger for Sleep Onset?　Sleep, Volume 20, Issue 7, July 1997, Pages 505-511, https://doi.org/10.1093/sleep/20.7.505
Kira V J, et al. Listening to music for insomnia in adults. Cochrane Database of Systematic Reviews 2022, Issue 8. Art. No.: CD010459. doi: 10.1002/14651858.CD010459.pub3.

内科医が教える
**最強の睡眠**

著　者　　松岡 健
発行者　　真船壮介
発行所　　KK ロングセラーズ
東京都新宿区高田馬場4-4-18　〒169-0075
電話（03）5937-6803(代)
http//www.kklong.co.jp

印刷・製本　中央精版印刷(株)
落丁・乱丁はお取り替えいたします。※定価と発行日はカバーに表示してあります。
ISBN978-4-8454-2549-5 Printed In Japan 2025